Alergias y asma

Diferentes tipos de alergias
y cómo combatirlas eficazmente

Simone Wesner

ALERGIAS Y ASMA

Diferentes tipos de alergias
y cómo combatirlas eficazmente

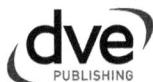

dve
PUBLISHING

El autor y el editor agradecen a las señoras Sophie Juncker y Sylvie Laenger su importante colaboración y su ayuda en tareas de secretaría y parte gráfica; a la señora Pascale Speri, ilustradora, la realización de algunas de las imágenes que complementan el texto, y a los laboratorios Boehringer y al doctor Bernard Guérin su colaboración.

Ilustraciones del interior de Jesús Gracia Sánchez.

Ilustración de la cubierta de Michaela Ameli.

Índice

El aparato respiratorio

Vivimos en un pequeñísimo planeta perdido en la inmensidad del cosmos. Hay miles de millones de galaxias, y nuestro sistema solar se halla en la periferia de una de ellas. Sabemos muy poco acerca de la multitud de sistemas estelares y planetarios y, en particular, desconocemos la posibilidad de otras vidas. Si existen, se parecerán muy poco a la nuestra, ya que estarán adaptadas a otras condiciones climatológicas y la composición de los gases de su atmósfera será también otra. ¿Podemos imaginarnos, por ejemplo, a extraterrestres viviendo en una atmósfera de metano?

Hace cuatro mil quinientos millones de años la tierra se hallaba en plena formación a partir de gases simples y materia en estado de refrigeración. La vida en nuestro planeta habría aparecido hace tres mil quinientos millones de años aproximadamente. Las condiciones ambientales eran en aquella época muy diferentes a las actuales. La atmósfera estaba compuesta esencialmente de metano, amoníaco y vapor de agua. Estos elementos se transformaron en otros más complejos por la acción de los rayos ultravioletas del sol y de violentos relámpagos terrestres. Los primeros seres vivos que aparecieron eran anaerobios: bacterias y otros, que proliferaban en el gas carbónico, mientras que para estos seres primitivos el oxígeno era nocivo. Progresivamente, se fueron produciendo transformaciones en la atmósfera: aparecieron las plantas y con ellas la fotosíntesis y el oxígeno. Todos los organismos sensibles a este último elemento desaparecieron prácticamente en esa época y aparecieron nuevas especies que vivían de él. Esta evolución constituyó un verdadero cataclismo para los anaerobios.

La presencia de oxígeno en dosis poco importantes ha permitido el desarrollo de una vida intensa en nuestro pequeño planeta azul, frágil hasta el extremo de ser necesario preservarlo lo máximo posible ante cualquier forma de polución y peligro. Las células de los organismos viven de este oxígeno. Los organismos unicelulares toman directamente el oxígeno por simple difusión del líquido que los envuelve y eliminan el dióxido de carbono (CO_2) de la misma forma. Algunos insectos pueden también tomar bastante oxígeno por difusión (un sistema especial de tubos aéreos absorbe el aire en diferentes partes del cuerpo). Tanto en el hombre como en los animales superiores, los intercambios gaseosos no pueden hacerse directamente. El oxígeno es transportado por la sangre hasta las células que lo utilizan, y estas restituyen a la sangre el CO_2 producido en su metabolismo. La sangre necesita un medio de transporte, la circulación sanguínea, y el aparato respiratorio se encarga de abastecerla de oxígeno y purificarla de CO_2 con regularidad.

El aire que respiramos puede ser más o menos frío, húmedo, contaminado de partículas, gas, microorganismos... El aparato respiratorio está en contacto directo con el medio ambiente. El aire será purificado antes de llegar a los pulmones. La respiración deberá poder asegurar el paso del oxígeno y del gas carbónico desde el aire a la sangre, y viceversa. El aire puede ser perjudicial por la presencia de ciertos contaminantes: bacterias, hongos, productos químicos, polvo de origen diverso, humo y tabaco, por lo que será necesario tanto filtrar las partículas inhaladas como defenderse de estos agentes agresores. Examinaremos los mecanismos de defensa del aparato respiratorio.

Respirar parece algo natural. Asociamos fácilmente el pulmón a un órgano simple: pero, en realidad, entran en juego mecanismos muy complejos. Existe una importante parte mecánica, de la que trataremos a continuación.

ANATOMÍA DEL APARATO RESPIRATORIO

El aparato respiratorio está constituido por dos partes esenciales: las vías aéreas y las zonas de intercambio.

LAS VÍAS AÉREAS

Su función principal es permitir el paso del aire a los pulmones. Están formadas por la nariz, la boca, la faringe, la laringe, la tráquea, y por el objeto fundamental de este libro, los bronquios. A la tráquea le siguen los bronquios, los cuales se dividen sucesivamente en nuevos bronquios cada vez más finos.

En un adulto se distinguen alrededor de veintitrés divisiones entre la tráquea y los bronquios terminales. A partir de la 20 división hablamos de bronquiolos respiratorios, los cuales desembocan en los conductos alveolares (sacos alveolares). Estas vías aéreas constituyen una verdadera máquina de acondicionamiento y purificación del aire.

En función de las condiciones externas, bien diferentes se trate del polo Norte o de las regiones tropicales, el aire deberá ser calentado, o por el contrario, enfriado en las vías aéreas superiores, de manera que llegue a los pulmones y a los alveolos a temperatura adecuada, impidiéndose así la lesión de los pulmones o los bronquios.

VÍAS AÉREAS INFERIORES

laringe

tráquea

bronquio troncal

pulmón izquierdo

arteria pulmonar
vena pulmonar

bronquios

pulmón derecho

diafragma

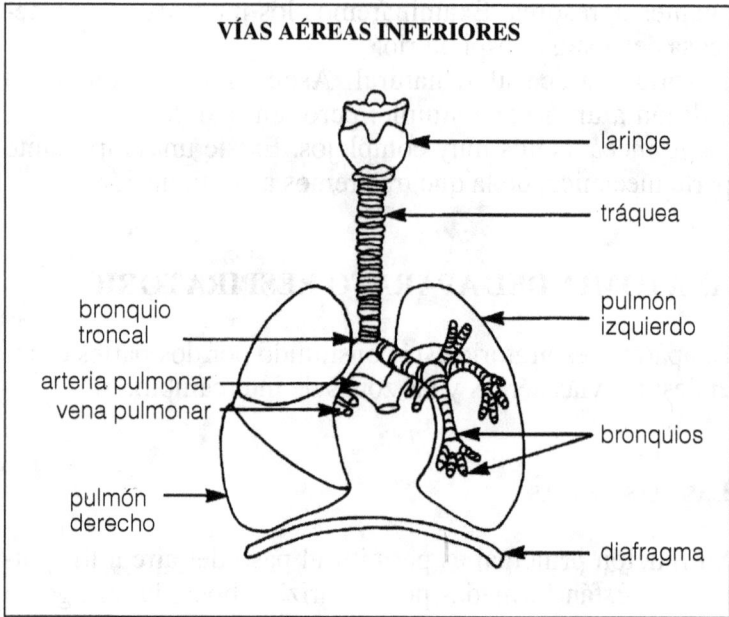

El aire inhalado debe ser limpiado también de las partículas en suspensión: polvo y microorganismos.

Las partículas gruesas son filtradas por las vías aéreas superiores, en particular por la nariz. Las partículas más finas penetran a mayor profundidad, alcanzando la tráquea, los bronquios o los bronquiolos. Tan sólo las partículas muy finas, de menos de 2 micras (1 millonésima de metro), podrán llegar a los alveolos pulmonares.

Los bronquios son tubos flexibles, cubiertos de una mucosa compleja que a través de la secreción de moco asegura la evacuación de partículas. Las secreciones ascienden a las vías aéreas superiores gracias a los cilios vibrátiles que recubren la superfície de la mucosa y conducen el moco hacia arriba con la ayuda de movimientos regulares.

PARTES FINALES DE LOS BRONQUIOS Y LOS ALVEOLOS

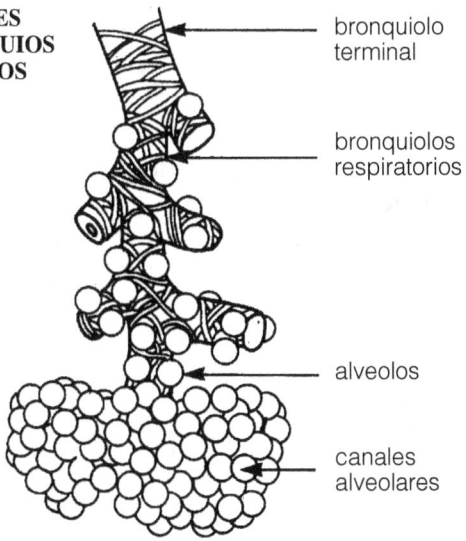

- bronquiolo terminal
- bronquiolos respiratorios
- alveolos
- canales alveolares

MUCOSA BRONQUIAL

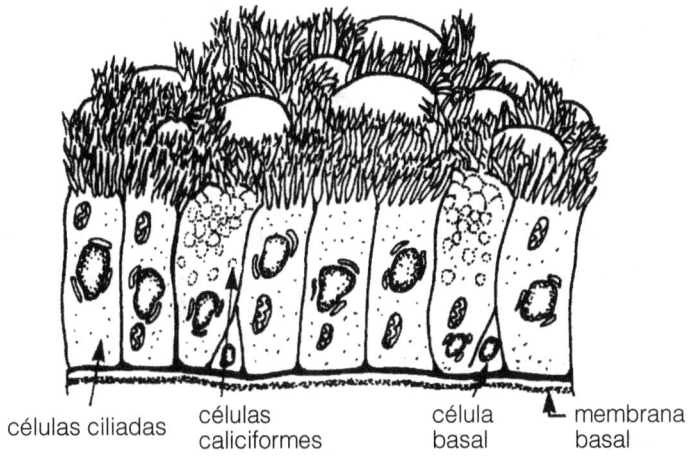

células ciliadas · células caliciformes · célula basal · membrana basal

A través de este medio de transporte se eliminan residuos celulares, microbios, cuerpos extraños, etc. Este movimiento se realiza en ondas sucesivas, parecidas a las observadas en campos de trigo en días de viento.

El tabaco disminuye la frecuencia del movimiento de los cilios vibrátiles, lo que conlleva una mala eliminación de las secreciones bronquiales. Cuando se trata de una infección vírica, se constata igualmente una reducción del transporte mucociliar durante un tiempo variable, de ocho días a un año.

Las secreciones bronquiales

Contienen un cierto número de sustancias capaces de luchar contra la agresión microbiana. No entraremos en detalles, sino que nos limitaremos a citarlas.

La *lisozima* es una enzima conocida desde hace tiempo por sus cualidades bactericidas.

La *transferrina bronquial* fija el hierro necesario para el desarrollo bacteriano, siendo esta función importante en la lucha contra las infecciones bacterianas.

Las *mucinas* captan las bacterias, permitiendo así su eliminación; proporcionan consistencia y características físicas particulares al moco, favoreciendo el buen funcionamiento del sistema mucociliar.

Las *antiproteasas* del moco neutralizan las proteasas producidas por las bacterias.

Los *anticuerpos* completan este mecanismo de defensa antimicrobiano. Los principales son las IgA.

El bronquio no es un tubo rígido ni un simple conducto. Su diámetro varía, bien cerrándose (broncoconstricción), o bien abriéndose (broncodilatación).

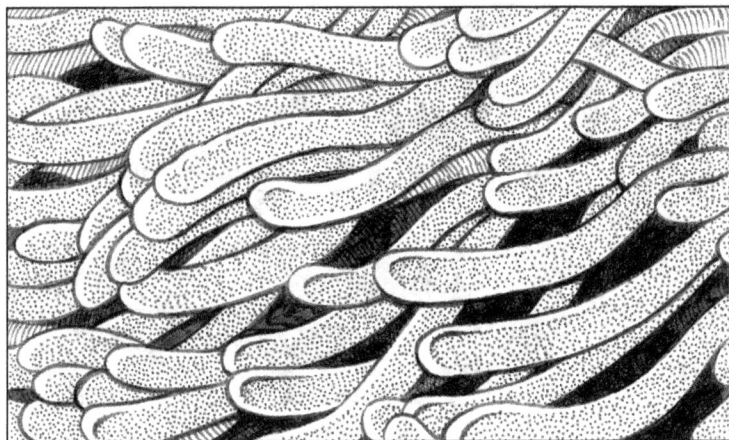

Detalle de una célula ciliada de la mucosa bronquial de una persona normal (Copyright by Boehringer Ingelheim International Lennart Nilsson)

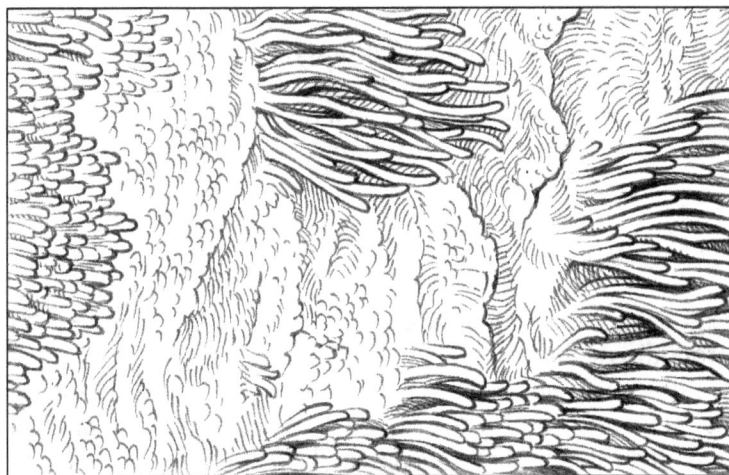

Mucosa bronquial de una persona de 48 años, gran fumadora (30 cig./día). Bronquitis crónica. Las células ciliadas de la mucosa bronquial pueden observarse a la derecha y en la parte inferior de la fotografía (Copyright by Boehringer Ingelheim International Lennart Nilsson)

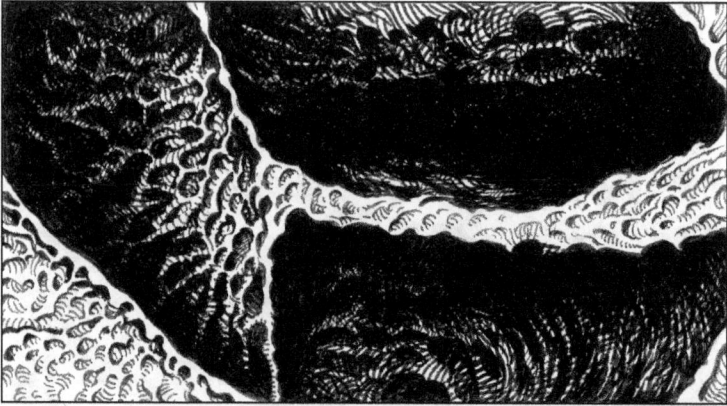

Fotografía mediante microscopio electrónico de un pulmón sano. El tabique alveolar aparece en el centro y en la esquina de la fotografía (Copyright by Boehringer Ingelheim International Lennart Nilsson)

Para completar la explicación faltaría estudiar en detalle la inervación bronquial: sistema simpático, parasimpático y sistema NANC (No Adrenérgico No Colinérgico), pero esto nos desviaría de nuestro tema.

LAS ZONAS DE INTERCAMBIO

Los bronquios terminan en los alveolos. Previamente los bronquios se han dividido del orden de unas veintitrés veces. La superficie de esta zona de intercambio (los alveolos) es de 80 m^2 en la espiración y de 120 m^2 en la inspiración. Los alveolos están recubiertos de células: los neumocitos I y II. Estos alveolos presentan el aspecto de burbujas de diferentes tamaños. ¿Cómo puede permanecer estable un sistema como este? ¿Por qué los alveolos pequeños no se vacían en los grandes? Esto es debido a la existencia de una película

14

alveolar líquida: el *surfactante*, que evita el colapso alveolar después de la espiración y permite una extensión normal de los alveolos durante la inspiración. El *surfactante* impide también la desecación del alveolo e interviene en los mecanismos de defensa del pulmón profundo, impidiendo el contacto directo de los productos provenientes del exterior con las células alveolares. El *surfactante* llevará estas sustancias extrañas a los bronquios.

La membrana alveolo-capilar y los intercambios gaseosos

En la membrana alveo-capilar se producen los intercambios gaseosos entre el aire y la sangre. La membrana alveolar permite la difusión del oxígeno del aire alveolar a la sangre, ya que la presión parcial del oxígeno de la sangre (PO_2) que circula en el pulmón es inferior a la del aire alveolar. La sangre se hace, en este momento, arterial. El oxígeno circulará bajo dos formas: en estado de oxígeno disuelto y en combinación con la hemoglobina de los glóbulos rojos.
La sangre va perdiendo su oxígeno al satisfacer las necesidades de los tejidos del organismo. En su circulación por los tejidos se volverá venosa, perdiendo su oxígeno y captando el gas carbónico producido. El gas carbónico será conducido a través de la sangre hacia los pulmones, donde atravesará la pared alveolo-capilar y saldrá con el aire espirado.

¿QUÉ ES LA MECÁNICA RESPIRATORIA?

Los músculos respiratorios

El aparato respiratorio funciona como una bomba: aspirando y expulsando aire. La inspiración es activa. Intervienen diferentes músculos, siendo el más importante el diafragma. La espiración es fundamentalmente pasiva; tan sólo es activa cuando la respiración se intensifica a causa del esfuerzo producido al toser o al vomitar, momento en el que intervienen los músculos abdominales y los intercostales internos. En la inspiración participan los músculos inspiratorios: el diafragma, los intercostales externos y los músculos accesorios de la inspiración.

Esta bomba debe adaptarse a situaciones completamente diferentes: altitud, esfuerzo, aumento o disminución de la temperatura, inmersión submarina, canto, habla, sueño, silbido, uso de un instrumento de viento, etc.

Los centros respiratorios del sistema nervioso central

Reciben un cierto número de datos que integrarán para ajustar la actividad ventilatoria a las necesidades del momento. Por ejemplo: en una altitud elevada, la disminución de la presión barométrica y la menor cantidad de oxígeno conllevan un aumento del rendimiento ventilatorio; después de un estado de estrés o de abatimiento, se producirá una respiración rápido-refleja; tras un esfuerzo físico importante, los centros provocarán un aumento de la respiración puesto que la necesidad de oxígeno será mayor.

Esta regulación es compleja. Vemos así cómo el aparato respiratorio es tributario tanto del mundo exterior como del entorno.

Las defensas de nuestro organismo frente a las alergias

Frente a las agresiones del mundo exterior debemos defendernos, contando para ello con el sistema inmunitario. Este es capaz de distinguir aquello que le es extraño al organismo, de aquello que le es propio. La respuesta inmunitaria es múltiple. Frente a las agresiones externas, el organismo dispone de un arsenal de medios de defensa. ¿Cuáles son los agentes de este sistema inmunitario y cuáles son sus mecanismos? Nos limitaremos a explicar las nociones simples que nos permitirán comprender los mecanismos implicados en el asma.

LOS AGENTES DE LA RESPUESTA INMUNITARIA

Algunas células intervienen en la respuesta inmunitaria. Citaremos de forma breve las más importantes.

LAS MACRÓFAGOS

El macrófago es una célula clave en la respuesta inmunitaria. Nos interesa, especialmente, el macrófago que se encuentra en los alveolos pulmonares, o macrófago alveolar.

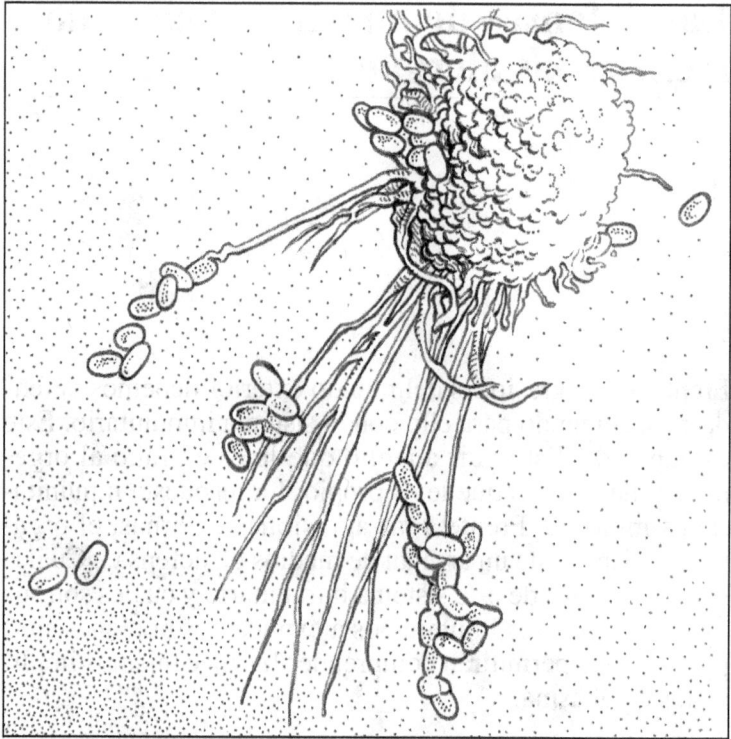

Macrófago con pseudópodos extendiéndose para atrapar un grupo de bacterias (Copyright by Boehringer Ingelheim International Lennart Nilsson)

Su función principal es eliminar las partículas extrañas, como las de polvo o tabaco, siendo igualmente capaz de destruir microbios. Desempeña un importante papel informativo, de centinela, alertando e informando a otras células de la agresión.

Los macrófagos producen sustancias a partir de otras células, como los neutrófilos o los eosinófilos, y a la vez son regulados por las secreciones de otras células.

LOS LINFOCITOS

Los linfocitos ejercen un papel fundamental en la respuesta inmunitaria. Dividiremos los diferentes tipos de linfocitos a partir de su acción en linfocitos T, linfocitos B y linfocitos no T no B.

El linfocito B puede transformarse en plasmocito, es decir, en célula secretora de anticuerpos. El linfocito T tiene múltiples funciones; en particular, o bien puede estimular la acción del linfocito B (linfocito T - helper) o bien producir el efecto inverso (linfocito T - supresor).

Los linfocitos T participan en otro tipo de respuestas inmunitarias, desempeñando funciones más complejas. No es nuestra intención extendernos más en relación a este punto.

Baste decir que en toda reacción inmunitaria intervienen complejos mecanismos celulares y que existe cooperación entre las diferentes células.

LOS MASTOCITOS

Nos interesan por el papel que desempeñan en la alergia, tan a menudo responsable de crisis asmáticas. Los mastocitos son numerosos en los bronquios. Durante la reacción alérgica, los mastocitos liberarán un gran número de sustancias, llamadas mediadoras, cuya importancia veremos más adelante.

LOS EOSINÓFILOS

Hasta hace poco eran considerados células beneficiosas, puesto que se suponía que limitaban las reacciones alérgicas. Actualmente, por el contrario, se los considera células agresivas, ya que una vez estimuladas liberan sustancias que refuerzan los mecanismos locales tóxicos.

La proporción de eosinófilos en la sangre frecuentemente se ve incrementada en caso de presencia de alergia y de asma.

¿QUÉ ES UN ANTÍGENO?

Por definición, antígeno es toda sustancia capaz de activar una reacción inmunitaria y de unirse con los anticuerpos. Se trata de una sustancia extraña al organismo que desencadena una reacción de reconocimiento por medió de anticuerpos y de células capaces de identificarlos. Introducida en el organismo, esta sustancia provoca la formación de anticuerpos específicos que reaccionarán con ella.

¿QUÉ ES UN ANTICUERPO?

Un anticuerpo es la sustancia capaz de unirse específicamente con el antígeno que ha suscitado su síntesis. Constituye uno de los elementos importantes en la defensa del organismo.

Un anticuerpo se define como la sustancia de estructura globulínica que aparece en la sangre y en los tejidos, en respuesta a la introducción en el organismo de una sustancia extraña, el antígeno. El anticuerpo es específico del antígeno que ha desencadenado su síntesis a partir de células del sistema inmunitario, siendo capaz de reconocerlo y unirse a él.

DOS EJEMPLOS DE INTERVENCIÓN DEL SISTEMA INMUNITARIO

La alergia

La alergia, o reacción de hipersensibilidad, es una respuesta inmunitaria del organismo a una sustancia extraña, o alergeno, introducida en un organismo sensibilizado. Aparece acompañada de reacciones anormales en relación a un tejido o a un órgano, hablándose entonces de órgano afectado. Existen diferentes tipos de alergias. Aquí no trataremos más que de la alergia llamada *inmediata* o de IgE, ya que está implicada en numerosos casos de asma.

La alergia es muy frecuente. Todo el mundo conoce en su entorno a alguna persona alérgica. El término mismo está muy distorsionado, dándose el caso de que muchos creen tener alergia cuando, en realidad, los síntomas que padecen pertenecen a otra etiología diferente.

Sustancias inofensivas para la mayoría de la gente pueden provocar reacciones anormales en una persona sensibilizada o alérgica a estas en diferentes órganos, en especial en los bronquios, la nariz y la piel. Se observará entonces asma, urticarias, polinosis, rinitis alérgicas, incluso un *shock*. La manifestación de una alergia es muy variable: desde picor ocular hasta ataques anafilácticos, a veces mortales.

¿Cuáles son los mecanismos de la alergia?

En un primer momento, llamado de sensibilización, la persona alérgica produce un exceso de anticuerpos de tipo inmunoglobulina E como reacción a ciertas sustancias o alergenos. En un segundo momento, la persona *sensibilizada* podrá presentar síntomas alérgicos: polinosis, asma, urticaria, etc.

Tomemos como ejemplo el caso de F, que vive con un gato desde hace un año. Al cabo de uno o dos meses, F estornuda y se suena en presencia de gatos. Primero, su organismo ha sintetizado los IgE específicos del gato, para después pasar a presentar una sintomatología alérgica.

La noción de fase de sensibilización es muy importante: nos ayuda a comprender por qué los médicos recomiendan a las personas alérgicas no vivir con animales aunque, en un primer momento, no experimenten ningún tipo de molestia al contacto con ellos.

Para saber más...

La alergia inmediata o humoral es una reacción muy compleja, por lo que no trataremos aquí de todos sus mecanismos; por este motivo, preferimos dejar de lado lo concerniente a la función precisa de las diferentes células, su modo de activación y sus interferencias. Tampoco abordaremos los fenómenos de regulación de los mecanismos. El alérgico sólo tomará conciencia de algunos hechos simples sobre los que trataremos a continuación.

Los IgE específicos —que la persona alérgica ha sintetizado tras el contacto con un alergeno— se fijan en la membrana de ciertas células, llamadas células diana, mastocitos o basófilos. Después de un segundo contacto con el alergeno se produce la fijación del antígeno a las IgE, lo que desencadena la activación del mastocito o del basófilo y su degranulación con liberación de mediadores químicos, los cuales actúan como verdaderos mensajes para los órganos afectados. Tomemos como ejemplo al más conocido de estos mediadores: la histamina. Esta ocasiona en las fibras musculares lisas una contracción seguida de un broncoespasmo, una vasodilatación que produce un edema de la mucosa y un aumento de la secreción del moco, y que desemboca en una crisis de asma.

La histamina desempeña una función muy importante, pero no es el único mediador. Actualmente conocemos una cincuentena de mediadores responsables de múltiples acciones, sobre los que no podremos extendernos a lo largo de este libro.

Entre las diferentes sustancias, nos limitaremos a citar los leucotrienos, las prostaglandinas, los factores quimiotácticos como el ECFA o Factor Quimiotáctico de Eosinófilos y el NCF o Factor Quimiotáctico de Neutrófilos y algunas enzimas, como la triptasa, la mieloperoxidasa y la arilsulfatasa.

Hace tiempo la alergia de tipo I IgE dependiente se resumía en una reacción entre antígeno y anticuerpo con degranulación de mastocitos o basófilos. Actualmente, sabemos que intervienen otras células en la reacción alérgica. Además, la alergia no tiene sólo consecuencias inmediatas, que se producen poco tiempo después del contacto con el alergeno, sino también tardías, que aparecen varias horas más tarde y son principalmente de tipo inflamatorio.

Clínicamente esto puede constatarse en una persona, por ejemplo, alérgica al polen. Supongamos que un domingo pasea por el campo; es bastante probable que experimente una sintomatología inmediata: rinitis, conjuntivitis y, algunas horas más tarde, manifestaciones asmáticas tardías.

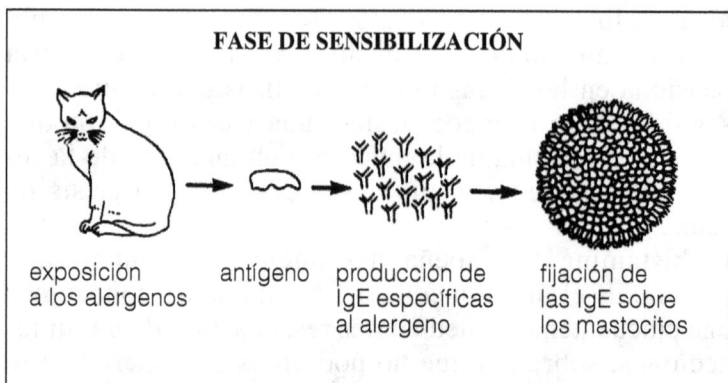

FASE DE SENSIBILIZACIÓN

| exposición a los alergenos | antígeno | producción de IgE específicas al alergeno | fijación de las IgE sobre los mastocitos |

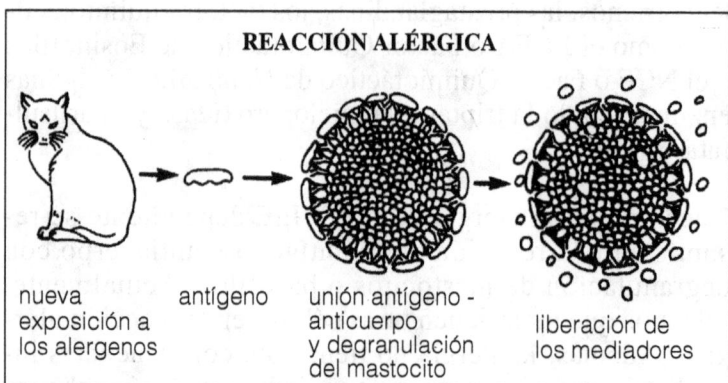

REACCIÓN ALÉRGICA

| nueva exposición a los alergenos | antígeno | unión antígeno - anticuerpo y degranulación del mastocito | liberación de los mediadores |

Historias reales

• *La clásica polinosis*
Javier disfruta de un fin de semana de mayo en el campo. Sale a pasear y rápidamente su nariz moquea, estornuda repetidamente y los ojos le escuecen y le lloran. El polen es aquí responsable de su alergia.

• *Alergia al gato*
María ha sido invitada a casa de unos amigos que tienen un gato. Al cabo de media hora, presenta claros síntomas de alergia: estornudos, moqueo y prurito nasal.

• *Alergia a los himenópteros*
Isabel a tenido que ser ingresada en una unidad de reanimación a consecuencia de un *shock* anafiláctico secundario sufrido tras la picadura de una avispa. La alergia, como vemos, puede alcanzar dimensiones más dramáticas que en un simple caso de polinosis.

• *Urticaria alimentaria*
José ha notado varias veces la aparición de una urticaria cuando come marisco. Un chequeo deberá confirmar rápidamente la alergia.

LAS DEFENSAS ANTIINFECCIOSAS

¿Cómo se defiende el aparato respiratorio de las agresiones microbianas? Primero intervienen las defensas puramente mecánicas, de las que ya hemos hablado. Las vías aéreas superiores y el transporte mucociliar son responsables de la depuración. Las células ciliadas se comportan como vehículo responsable de evacuar los residuos celulares y los microbios. En caso de enfermedad bronquial, puede haber alteración en el transporte mucociliar con estancamiento del moco y obstrucción de las vías aéreas. Después de infecciones, en particular de las víricas, el transporte mucociliar se reduce durante un tiempo variable. Las secreciones bronquiales, como hemos visto, contienen un cierto número de sustancias bacteriostáticas o bactericidas.

Además, se activa una maquinaria compleja con la intervención de macrófagos, de linfocitos T y B y anticuerpos (IgA e IgG, en particular). Un conocimiento cada vez más avanzado de los fenómenos inmunitarios permite comprender no sólo lo que pasa, sino también encontrar nuevos medios terapéuticos. Es así como se han perfeccionado los medicamentos llamados inmunoestimulantes que aumentan las defensas naturales del organismo contra las infecciones. Los medicamentos son muy útiles para los pacientes que sufren infecciones respiratorias de una forma continuada.

¿Cómo se diagnostica el asma?

Sigamos los pasos del especialista que le visita por primera vez: intentará confirmar la presencia de asma y evaluará su importancia, determinará los factores desencadenantes con el fin de poder adaptar la terapia y los consejos a su caso concreto.

LA PRIMERA CONSULTA

En primer lugar deberá establecer su diagnóstico, es decir descartar las enfermedades que presenten síntomas parecidos. Esto nos conduce a definir el asma. Para la persona que lo sufre, el asma significa ahogos más o menos frecuentes. Maticemos las cosas: un bronquio es irritable, digamos asmático, permanentemente. La noción de hiperreactividad bronquial es fundamental en esta afección compleja. Conocida desde hace tiempo, su importancia era mal evaluada, y hasta hace bien poco sus mecanismos eran mal comprendidos.

Volvamos a la sintomatología primordial: la crisis. Habrá personas que no tendrán más que una crisis en toda su vida, mientras que otras las sufrirán habitualmente, pudiéndose encontrar también casos intermedios.

La crisis

Se produce sobre todo por la noche. La persona se despierta, se sienta en la cama, «busca aire», su respiración se vuelve sibilante. No consigue aspirar aire. La dificultad respiratoria es fundamentalmente espiratoria: el pulmón bloqueado en la inspiración no puede vaciarse. Esta crisis puede anunciarse, en determinadas personas, con algunos indicios premonitorios: estornudos, dolores de cabeza, etc.

La evolución de la crisis es variable. Normalmente mejora tras unos minutos de modo espontáneo, o bien por ingestión de medicamentos broncodilatadores de acción rápida. También puede evolucionar desfavorablemente hacia un estado de mal asmático o agudización grave del asma, tema del que trataremos en el capítulo dedicado a la gravedad del asma. Las crisis pueden repetirse durante varios días seguidos, en cuyo caso hablaremos de *ataque de asma.*

Normalmente, cuando el asmático envejece, el número de crisis va disminuyendo, para dejar paso a molestias respiratorias permanentes, así como ahogos y silbidos al mínimo esfuerzo. Por otra parte, el asma puede traducirse en una *tos seca, irritante,* acompañada o no de silbidos en la espiración. Este aspecto clínico despista, a menudo, traduciéndose en un diagnóstico tardío. El interesado generalmente ha visitado ya varios médicos y ha probado numerosos jarabes antitusivos. El diagnóstico deberá establecerse practicando pruebas funcionales respiratorias que confirmarán la hiperreactividad de los bronquios (hablaremos en este mismo capítulo y volveremos sobre esta noción). En tal caso nos referiremos a *tos espasmódica.*

Llegados a este punto, convendrá eliminar toda afección respiratoria o cardíaca que pueda haber sido interpretada como asma. El primer examen que facilita elementos de respuesta es la radiografía pulmonar.

Representan un primer paso indispensable, tal como demuestran las dos anécdotas siguientes.

La señora X sufría regularmente asma. Tras un notable agravamiento de su ahogo, se le realizaron unas radiografías torácicas que pusieron de maniesto una tráquea casi totalmente obstruida por un tumor. Después de la operación, la sintomatología respiratoria tendió a mejorar.

Un niña de ocho años acudió a la consulta por un asma. Una radiografía reveló un importante tumor en el mediastino.

La radiografía será igualmente importante cuando intentemos determinar una complicación en un asmático: neumopatías, neumótorax (irrupción de aire en la cavidad pleural), infiltraciones, deformaciones torácicas.

La cantidad de rayos emitidos en una radiografía torácica es poco importante y no debe tomarse en cuenta si se piensa en el porcentaje de error de diagnóstico que presenta esta prueba.

La radiografía, en un caso de asma, es con frecuencia normal, advirtiéndose sin embargo signos de distensión torácica:

— pulmones claros;

— deformación torácica más o menos importante, con tórax de aspecto hinchado y distendido.

Observamos también los lados horizontalizados y un aumento del diámetro antero-posterior torácico.

LA HIPERREACTIVIDAD DE LOS BRONQUIOS

Tras descartar alguna otra infección, el médico confirmará el diagnóstico con la ayuda de exploraciones funcionales respiratorias y con el estudio de la *hiperreactividad de los bronquios.*

Citaremos con frecuencia el término de hiperreactividad bronquial, por lo que vamos a definirlo y a estudiar sus mecanismos.

Se trata de la *respuesta anormal* del bronquio a un cierto número de agentes farmacológicos o físicos. No se trata de una *respuesta exagerada* a un factor desencadenate (o estímulo) que provocaría una reacción bronquial incluso en una persona sana.

La hiperreactividad o respuesta anormal del bronquio persiste más allá de las crisis. Esta noción es fundamental para la comprensión del asma y, sobre todo, para su tratamiento.

Ejemplo núm. 1

Imaginemos una persona, el señor Z, que de forma espontánea o después de tratamiento no sufre más crisis. Un domingo, el señor Z decide pasar un día tranquilo leyendo en su jardín. Si más tarde decide ver una película en la televisión no se le presentará ningún tipo de problema, pero supongamos que recibe la visita de unos amigos con su gato, siendo él alérgico al gato. Se prepara una crisis de asma. La misma situación podría producirse si el señor Z pasease bajo una atmósfera muy contaminada. Vemos, por tanto, que la situación de partida del señor Z es idéntica en ambos casos: tiene los bronquios hiperreactivos. En uno de los casos se tenderá a decir que ha sufrido asma, mientras que en el otro se dirá que no. Esto ilustra la diferencia entre la concepción de la enfermedad que tiene un enfermo y la que tiene un médico.

El asmático hablará en función de las molestias sufridas, el médico intentará precisar el grado de hiperreactividad de los bronquios e influir con su tratamiento para que, bajo condiciones adversas, las crisis y sus repercusiones funcionales sean las mínimas posible.

BRONQUIO NORMAL

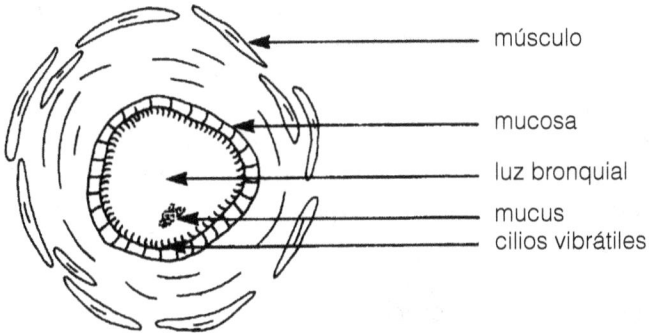

- músculo
- mucosa
- luz bronquial
- mucus
- cilios vibrátiles

CIERRE DEL BRONQUIO DURANTE UNA CRISIS DE ASMA

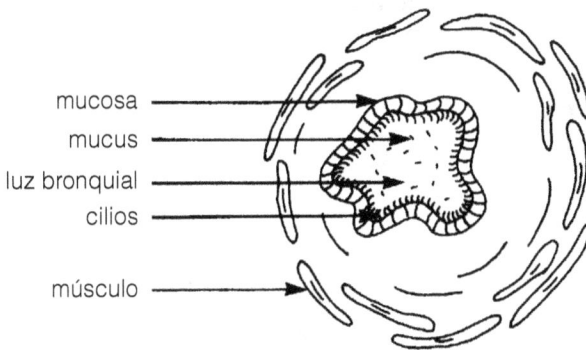

- mucosa
- mucus
- luz bronquial
- cilios
- músculo

Ejemplo núm. 2

La señora M padece un asma grave. Después de tres meses de tratamiento todo va bien: no tiene más crisis. Su función respiratoria es satisfactoria bajo tratamiento. De repente, se observa un agravamiento en su función respiratoria y la aparición de crisis graves. ¿Qué ha sucedido? No ha habido infección ni agresión alérgica. Seguidamente veremos que este episodio tiene que ver con problemas familiares recientes.

Esta hiperreactividad se manifiesta por reacciones respiratorias llamadas de provocación no específica, sobre las que volveremos a hablar. Esta hiperreacción es proporcional a la gravedad del asma.

El asma se caracteriza por la asociación de un broncoespasmo, un edema de la mucosa y la submucosa y una hiperproducción de moco en proporción variable. Se produce un estrechamiento de los pequeños bronquios como consecuencia de una agresión o estímulo que puede ser específica, como en el asma alérgico (por contacto con un animal, etcétera), o bien no específica (inhalación de un producto irritante, de aire frío, risa, etc.). Volveremos a tratar más adelante sobre los factores desencadenantes de una crisis.

La gravedad del asma

Una vez establecido el diagnóstico del asma, el especialista deberá determinar su importancia o gravedad para poder decidir así la estrategia terapéutica adecuada. Interrogar al paciente le proporcionará datos importantes: frecuencia e intensidad de las crisis, molestias respiratorias constantes o no, etc. Seguidamente, para mayor rigor, practicará una exploración funcional respiratoria. Esta prueba es tan indispensable para el neumólogo, como el electrocardiograma lo es para el cardiólogo. Normalmente, el paciente que se somete a estas pruebas piensa que a partir de ellas se sabe ya de una manera definitiva cómo respira. Nuestra intención es hacer comprender la *necesidad de repetir estas pruebas funcionales* para seguir la evolución de la enfermedad.

EN CASO DE CRISIS

Es evidente que en plena crisis todos los parámetros están muy alterados. Por otra parte, las crisis normalmente se producen en el domicilio particular o en el trabajo, por lo que no llegan a realizarse exploraciones ya que el médico no está en ese preciso momento con su instrumental.

Sin embargo, es necesario evaluar la gravedad de la crisis con la ayuda de medios simples. En su domicilio, los enfermos pueden tener un espirómetro. En caso de hospitalización o visita a un neumólogo, se efectuarán pruebas ventilatorias simples por medio de una gasometría arterial (más adelante explicaremos en qué consisten estas pruebas). La vigilancia de la función respiratoria permitirá juzgar la evolución y adaptar adecuadamente el tratamiento. Esto, evidentemente, no incluye las pequeñas crisis de asma que desaparecen tras dos o tres aspiraciones de simpaticomiméticos.

Si su médico lo considera necesario, le prescribirá un espirómetro y le dará las instrucciones precisas a seguir en caso de crisis para seguir así su evolución.

¿Cómo se utiliza un espirómetro?

• Inspirar a fondo por la boca.

• Soplar lo más fuerte posible por el aparato con un golpe seco.

• Repetir tres veces la operación y anotar la cifra más alta alcanzada.

PERÍODO ENTRE CRISIS

Conviene controlar la función respiratoria para ver si se ha normalizado o si existen problemas de obstrucción. Según el caso, la insuficiencia respiratoria podrá ser mínima o, por el contrario, tratarse de un verdadero problema respiratorio permanente. El tratamiento de estos dos casos extremos será, evidentemente, muy diferente. Esto pone de manifiesto el interés de estas medidas.

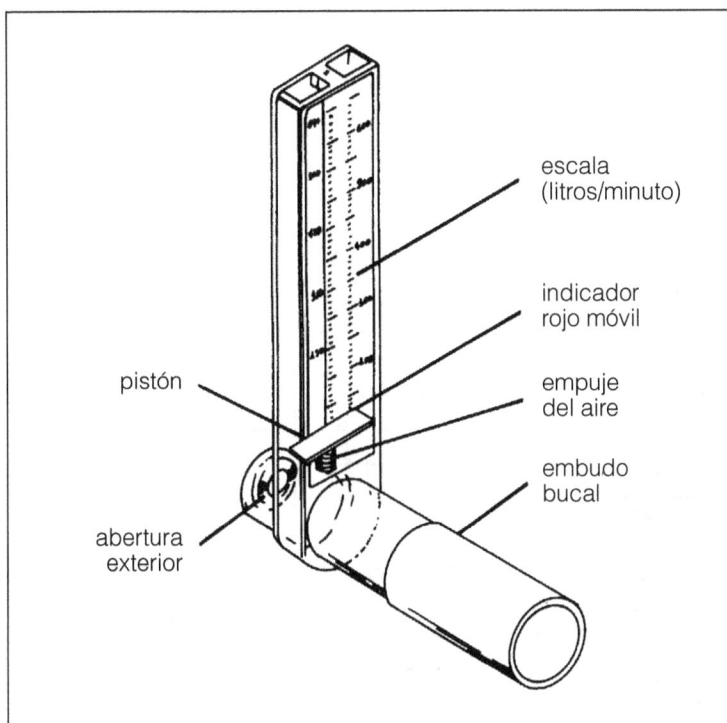

Espirómetro (**Documento Allerbio**)

Cuando haya una anomalía respiratoria o un problema de obstrucción, estudiaremos la acción de los medicamentos comparando las cifras ventilatorias obtenidas antes y después de la toma de medicamentos. Si el asma lo permite las pruebas se realizarán tras la supresión de los medicamentos, pudiendo deducir:
— detención de las teofilinas rápidas: 8 horas;
— detención de las teofilinas lentas: 24 horas;
— detención de los anticolinérgicos: 8 horas;

— detención de los cromoglicatos: 24 horas:
— detención de los antihistamínicos H1: 48 horas o más para algunos;
— detención de los corticoides: detención inútil.

AUTOCONTROL DEL ASMÁTICO

Fecha		Máximo rendimiento	Crisis	Otros (tos-res-friado)	Simpatico mimético	Teofilina	Becotide inhalador	Corticoides	Otros
	mañana								
	tarde								
	noche								
	mañana								
	tarde								
	noche								
	mañana								
	tarde								
	noche								
	mañana								
	tarde								
	noche								

En el caso de un asma que evoluciona, es imposible seguir estas recomendaciones. En este estado es mucho más importante evaluar la respiración bajo el efecto del tratamiento habitual y adaptar la terapia en función de los resultados.
La repetición de exploraciones funcionales respiratorias a lo largo del tiempo permite seguir la evolución del asma. Sin estas pruebas, no será posible dominar el problema y tener una idea precisa de cada caso. La enfermedad asmática es compleja. La respuesta no es nunca simple. Quien diag-

nostica apendicitis, habla de extirpación del apéndice: la respuesta es simple y no hay más que una actitud posible. Sin embargo, no pasa lo mismo cuando hablamos de curación de unos bronquios hiperreactivos.

No hay un tratamiento único adaptado a todos los casos, sino una variedad infinita de respuestas terapéuticas, tanto desde el punto de vista de la farmacología, como de la utilización de la kinesioterapia, la psicología, las medidas preventivas, etc.

Una evaluación regular de la respiración permite al médico y al enfermo ver el progreso o, por el contrario, el agravamiento de la enfermedad. Es especialmente gratificante para el terapeuta o para su paciente observar que la terapia ha causado una mejoría notable. En otros casos el agravamiento de la función respiratoria es un signo de alarma, ya se deba a un empeoramiento real de la enfermedad o a un tratamiento mal adaptado o seguido de una forma incorrecta. Entramos aquí en el problema del tratamiento a largo plazo: se trata de una enfermedad crónica, pero cuando el afectado se encuentra mejor tiende a abandonar el tratamiento o a suavizarlo.

Las exploraciones funcionales ejercerán aquí una función de barrera, ofreciéndonos un examen objetivo de la eficacia de la terapia. Cualquier cambio de tratamiento deberá estar seguido, algunas semanas más tarde, por un control de la respiración con objeto de verificar la validez del cambio. Si se ha tomado «un camino equivocado» será necesario readaptar la medicación.

¿CÓMO SE EFECTÚAN LAS PRUEBAS?

Los aparatos están cada vez más perfeccionados. El paciente no sufre ninguna molestia, la prueba es totalmente indolora. Se le conectará a un espirómetro o a otros equipos más sofisticados, cada vez más utilizados: los *pletismógrafos*.

El paciente soplará por el aparato, según las instrucciones que se le den. El ordenador incorporado calculará entonces los volúmenes movilizados, los rendimientos, la cantidad de aire presente en los pulmones, la resistencia al paso del aire. Estos datos serán comparados con cifras teóricas en función de la edad, la altura y el sexo.

En algunos casos deberá practicarse una extracción de sangre arterial, normalmente de la arteria radial. Se conocerá así el grado de pH y de gas (oxígeno y CO_2). Esta prueba se llama *gasometría arterial*.

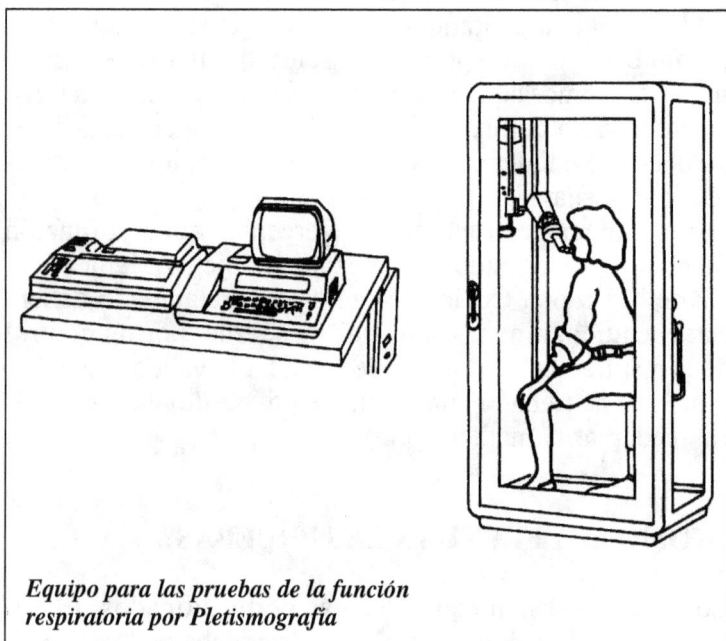

Equipo para las pruebas de la función respiratoria por Pletismografía

¿Qué se mide?

Los volúmenes

La *capacidad vital* es la medida que más interesa al propio paciente. De hecho, esta no se verá perturbada más que en un estado muy avanzado, y no permite detectar precozmente la repercusión funcional de la enfermedad. Esto será posible a partir de pruebas más precisas, como la medición de los rendimientos.

El *volumen espirado máximo por segundo* es el volumen gaseoso que puede ser expulsado durante el primer segundo de una espiración hecha con el máximo esfuerzo tras una inspiración profunda. Se trata de una medición simple que no precisa del uso de ningún aparato sofisticado, lo que es muy útil tratándose de asma.

El *volumen residual* (VR) es el volumen del gas que queda en los pulmones cuando la persona ha espirado su volumen de reserva espiratorio (VRE), es decir, el volumen de gas que se consigue espirar partiendo del final de una espiración normal.

El *volumen corriente* es el volumen movilizado por una sola acción respiratoria tranquila, normal y sin esfuerzo.

Las *resistencias de las vías aéreas*, es decir, la resistencia que encuentra el aire durante la respiración, estudian de hecho la permeabilidad de las vías aéreas próximas. No entraremos en detalles técnicos sobre la determinación de estas resistencias.

El *rendimiento* y *la curva rendimiento–volumen* significan aquí la medición de los rendimientos en función de los volúmenes movilizados. Se pedirá al paciente una inspiración completa y luego una espiración e inspiración profundas. La forma de la curva indicará la importancia de una posible obstrucción.

39

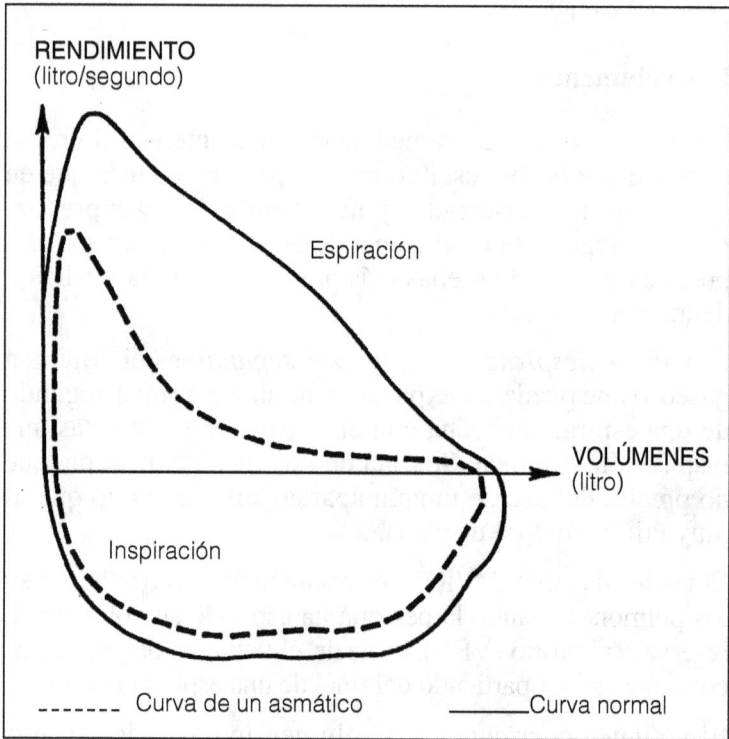

RENDIMIENTO
(litro/segundo)

Espiración

VOLÚMENES
(litro)

Inspiración

------- Curva de un asmático ———Curva normal

Esta permite encontrar los primeros signos de la disminución de la permeabilidad de las vías aéreas, lo que se traduce en unos rendimientos bajos al final de una espiración profunda.

EL *máximo rendimiento* es una medición muy sencilla que el enfermo puede hacer en su casa con ayuda de pequeños y económicos aparatos: el espirómetro o el *peak-flow meter*. Para que la medición sea válida se precisa una excelente técnica, pues, de lo contrario, se corre el riesgo que los resultados sean falsos. El médico deberá comprobar el uso correcto del espirómetro. Veremos más tarde el interés de estas medidas tomadas en el propio domicilio del enfermo.

LAS PRUEBAS DE PROVOCACIÓN

No profundizaremos en estas pruebas, pues pertenecen al campo del especialista. Permiten objetivar y apreciar la importancia y la hiperreactividad de los bronquios a través del estudio de la función respiratoria antes y después de la inhalación de aerosoles de carbacol, acetilcolina o de metacolina. También pueden proporcionar la prueba de una respuesta a ciertas sustancias alergenas. La prueba se realiza entonces con extractos de antígenos: son las pruebas de provocación específica. La prueba realista es una variante: la exploración funcional respiratoria se practica antes y después de que el interesado haya manipulado las sustancias eventualmente sometidas a estudio, por ejemplo, la harina en el caso de un panadero.

En este caso se intenta reproducir lo mejor posible las condiciones de trabajo. Con frecuencia, las pruebas específicas presentan problemas puesto que la inhalación es muy diferente a la de la vida cotidiana, ya que la persona está normalmente en contacto con una menor cantidad de alergenos pero de una manera más prolongada.

LA GASOMETRÍA

La extracción de sangre arterial para estudiar las presiones parciales de oxígeno, gas carbónico y pH permite hacerse una idea del valor de los intercambios gaseosos entre el aire y la sangre. En el pulmón la sangre se enriquece en O_2 y la sangre venosa se vuelve arterial. En el asma simple, normalmente no se nota ninguna modificación de la gasometría fuera de las crisis. Durante una crisis, se produce una mala oxigenación de la sangre: la hipoxemia. Esta no suele ir acompañada de un aumento de CO_2, que es lo que sucede en caso de crisis grave, o incluso en el inicio de un estado de mal asmático. Durante un estado tal, en que la hospitalización es indispensable debido al riesgo vital, realizar varias gasometrías permite seguir la evolución de la dolencia. En el caso de un asma instalado desde hace muchos años con disnea continuada, se notará una disminución de la presión parcial de oxígeno y, posteriormente, un aumento de la presión arterial de gas carbónico con acidosis compensada.

¿QUÉ PRUEBAS PRACTICAR?

Fuera de las crisis se efectuarán chequeos completos.
Para la persona en crisis, ya hemos visto el VEMS, la curva rendimiento–volumen o simplemente la de máximo rendimiento. Si la crisis es especialmente grave: gasometría, repetición regular de pruebas durante un tiempo y, cuando el estado del interesado haya mejorado, exploración funcional respiratoria completa pasado un tiempo después de la última crisis.

Llegado este momento, el especialista tendrá ya una idea sobre la gravedad del asma del paciente. La apreciación precisa del caso se hará con los criterios clínicos y funcionales a los que más tarde se añadirá la noción de respuesta, más o menos positiva, a los medicamentos. Según la gravedad del caso podremos hablar de un estado más o menos grave de la afección. Hay que insistir aquí en el hecho de que la mayoría de asmas no superan nunca la fase 1 o 2 de la clasificación que daremos seguidamente a modo indicativo.

Incluso en el caso de asmas que empeoran, el paso por todas estas fases no representa una fatalidad. Un asma debidamente tratado no deberá alcanzar jamás el estado 5. Cualquier tratamiento de asma no debe ser previsto a corto sino a largo plazo. Es necesario curar al enfermo de una manera inmediata, pero también preservar su futuro. Bajo este punto de vista, es de una gran importancia la evaluación regular de la repercusión funcional de la enfermedad .

Fase 1
Crisis escasas: de una a tres por mes. Buena respuesta a los broncodilatadores utilizados regularmente. Sin ahogos entre las crisis. Sin repercusiones en la vida profesional y escolar. Máximo rendimiento estable. Exploración funcional respiratoria sensiblemente normal fuera de las crisis.

Fase 2
Más de 4 crisis por mes. Intensidad de las crisis un poco más importante Respiración a veces sibilante por la noche Algunas variaciones del máximo rendimiento. Necesidad de corticoides inhalados con intermitencia, incluso corticoides generales en cura corta. La exploración funcional respiratoria muestra una clara obstrucción.

Fase 3
Crisis violentas con ataques de asma. Frecuentes crisis nocturnas. Máximo rendimiento inestable. Aparición de ahogos fuera de las crisis. Necesidad de la ingestión de corticoides con bastante frecuencia. La exploración funcional muestra una obstrucción importante.

Fase 4

Ahogo continuo, molestia permanente.
Inestabilidad del rendimiento máximo.
Necesidad de la inhalación de corticoides de modo constante, a veces de corticoides generales en dosis mínimas.
Función respiratoria perturbada de manera importante.
Repercusiones en los intercambios gaseosos con anomalía gasométrica.

Fase 5

Problema respiratorio grave.
Disnea grave permanente acompañada o no de algunas crisis sibilantes.
Inestabilidad importante del máximo rendimiento.
Absentismo escolar y profesional.
Obstrucción grave de las vías aéreas.
Anomalía gasométrica: hipoxemia.
Necesidad eventual de una oxigenoterapia o de una ventilación a domicilio.
Posibilidad de un centro pulmonar crónico.

ASMA GRAVE

La crisis puede ser grave y el pronóstico de vida estar en juego. *¿Qué personas corren más riesgo de sufrir crisis graves?*
La mayoría de personas asmáticas que lean este libro no habrán padecido nunca crisis gravísimas y, afortunadamente, nunca las sufrirán. Sin embargo, existen y es conveniente saber reaccionar correctamente en caso de que se

presenten. Estas crisis se producen normalmente como consecuencia de asmas defecientemente tratados o por un seguimiento inadecuado del tratamiento por parte del enfermo. Esto no hace más que poner de manifiesto la importancia de un tratamiento temprano del asma y, sobre todo, de un tratamiento completo basado en la evaluación precisa de la gravedad de cada caso. Desgraciadamente no siempre puede preverse todo, pero en un número importante de casos se podrán limitar los daños.

Cualquier asmático que se encuentra mejor espera poder disminuir la dosis de sus medicamentos, y a menudo lo hará él mismo sin consultar a su médico. Esto puede acabar desencadenando una crisis sobre la que tendrá que volver a consultar días más tarde. El paciente pagará cara su negligencia meses más tarde, o incluso algún tiempo después, y la evolución de la enfermedad será mucho más insidiosa. De hecho no se trata de negligencia en un sentido estricto, ya que el enfermo ha disminuido la dosis con buena fe. *Es necesario comunicar al médico cualquier cambio*, él dará consejos y hará, de vez en cuando, exploraciones funcionales de control. Resulta evidente que en el caso particular de esta enfermedad es imprescindible un diálogo constante entre el médico y el enfermo; el médico debe mostrarse siempre disponible y dispuesto a escuchar mucho más que en el caso de cualquier otra patología en la que quizá pueda permanecer más distante y ejercer tan sólo la función de un técnico. El asmático debe tomar conciencia de que una crisis de asma se sabe cuándo empieza pero no cuándo acaba, razón por la que hay que intervenir desde el más mínimo signo de crisis con la ingestión de los medicamentos adecuados y, en particular, de simpaticomiméticos. No debería darse más el caso de enfermos que prefieren dejar pasar las cosas, pues estas no sucederán siempre de forma automática tal como se preveía o se esperaba. En la actualidad, el uso de la vía inhalatoria, que precisa menos dosis que cuando era administrado vía oral, ha provocado que sus efectos secundarios sean escasos. Son de primera elección en el tratamiento de las crisis asmáticas leves y moderadas. Se trata de medicamentos que no son totalmente inofensivos, pero que tampoco tienen los efectos deletéreos que se les atribuyen.

Hace unos quince años, todos los médicos consideraban un deber informar a sus pacientes de los peligros de estos medicamentos, hasta el punto de que un buen número de enfermos no se atrevía a tomarlos y dejaba que sus crisis evolucionaran, corriendo el riesgo de empeorar progresivamente. Hay una gran cantidad de anécdotas de personas que habrían sufrido graves complicaciones en el caso de que hubieran tomado simpaticomiméticos. De hecho, cuando la dosis habitual de estos medicamentos ha sido tomada y no se ha producido una mejora de la crisis, el problema es grave y debe pasarse a otros medicamentos con la mayor rapidez posible. Habrá que avisar al médico, e incluso ser hospitalizado. Por otra parte, los servicios de urgencia utilizan con profusión los simpaticomiméticos.

¿CÓMO REACCIONAR EN CASO DE CRISIS?

Como ya lo hemos señalado varias veces, la mayor parte de crisis no presenta caracteres dramáticos. No hay razón para asustarse a la mínima alarma. Cada enfermo deberá seguir algunas reglas simples:
— tomar los medicamentos recetados por el médico en caso de crisis sin esperar una mejora espontánea, incluso si la crisis parece ligera;

46

— en caso de ineficacia de este tratamiento, recurrir a personas competentes: médico de cabecera, especialista o servicio de urgencias.

Algunos signos son indicativos de la gravedad, incluso del peligro, imponiéndose en estos casos una intervención muy rápida de los servicios de urgencia.

Signos de gravedad
Rendimiento máximo inferior a 100/150 l/minuto.
Respiración rápida.
Corazón latiendo rápidamente: más de 150 latidos por minuto.
Color de la piel violáceo, agitación, sudores.
Casi imposibilidad de hablar.
No mejora de los síntomas ni del rendimiento máximo bajo los tratamientos habituales.

Signos de peligro
Rendimiento máximo no medible.
Trastornos de la conciencia.
Pausas respiratorias.
Colapsos, malestar.

Al final del libro volveremos a tratar las recomendaciones en caso de crisis.

¿PUEDEN EVITARSE LAS CRISIS MUY GRAVES?

A menudo estas crisis aparecen en personas insuficientemente controladas, ya sea porque no han consultado, ya porque su asma ha sido mal evaluada.
Cuando se han producido, es necesario determinar el factor

desencadenante que las ha provocado para encontrar, si es posible, una medida preventiva.

Las crisis aparecen normalmente en casa del asmático, por lo que este deberá conocer la conducta a seguir: tener a mano los medicamentos de urgencia y llamar inmediatamente a los servicios competentes.

Hay que ser optimista: un árbol no debe ocultar el bosque. El asma evoluciona normalmente de modo favorable, pero es necesario vigilar, advertir los posibles problemas que puedan presentarse y ser consciente de que el asma puede ser una enfermedad grave. Una vida normal es totalmente posible en un gran número de casos. Para conseguirlo deberán tenerse en cuenta medidas preventivas y disponer de una solución terapéutica adaptada a cada caso.

Las grandes categorías del asma

EL CHEQUEO ETIOLÓGICO

Vamos a establecer ahora la etiología (la causa) del asma. Como ya hemos visto, el asma corresponde a un estado de *hiperreactividad de los bronquios*. Habitualmente distinguimos las asmas intrínsecas de las extrínsecas alérgicas. Maticemos un poco. La palabra «extrínseco» sugiere una intervención externa, en nuestro caso la del alergeno o sustancia alergizante. Veremos qué otros numerosos factores exteriores intervienen. Distinguiremos las asmas con un claro componente alérgico de las llamadas intrínsecas.

ASMA Y ALERGIA

Es fundamental preguntar si el interesado es alérgico. Es muy importante mantener con él una entrevista informativa. Es frecuente que en la familia de un alérgico haya habido otras personas con asma, eczemas o polinosis. El alergólogo le pasará un cuestionario (ver «cuestionario del asmático» al final del capítulo) para conocer su entorno laboral y familiar. Seguidamente, le realizará unas pruebas cutáneas.

Las pruebas cutáneas

Permiten identificar las sustancias a las que el interesado es alérgico. Las técnicas de las pruebas cutáneas son simples. El alergólogo utilizará las siguientes:

— los *Prick test* o pruebas de punción modificada: se coloca una pequeña gota del alergeno sobre la piel para practicar después un pequeño corte mediante una aguja pequeña en el lugar en el que está la gota;

— las pruebas de escanificación: se araña un poco la piel y se coloca en esa zona la sustancia a examinar;

— las pruebas intradérmicas: se inyecta bajo la piel una pequeña cantidad de la sustancia sometida a prueba.

Estas pruebas se leerán al cabo de 20 minutos.

Ofrecen una primera orientación sobre cúal es el alergeno responsable de la alergia. Un prueba que dé positivo no significa alergia real a la sustancia; deberá realizarse otras pruebas para confirmar la sensibilización.

Las pruebas sanguíneas

Las pruebas sanguíneas son cada vez más numerosas y más fiables. Se dosificará la tasa total de inmunoglobulinas E (IgE) que circulan por la sangre.

Interpretación de la tasa total de IgE elevada: la proporción total de IgE es elevada en los casos de alergia, pero también en otras situaciones patológicas. El médico deberá interpretar los resultados en función de cada caso.

Se intentará también medir las inmunoglobulinas E llamadas específicas, es decir dirigidas contra una sustancia alergena precisa, por ejemplo los IgE contra los ácaros o contra el polen del abedul.

Sin entrar en detalle, citaremos algunas de las diferentes pruebas que existen actualmente para medir los IgE específicos:

— Existen equipos comerciales que detectan las IgE específicas de las principales sustancias responsables de las alergias respiratorias. No son pruebas demasiado precisas, ya que no se saben exactamente qué IgE específicas han sido medidas. Estas pruebas sólo tienen interés como medida preventiva.

— los *RAST* (Radio Allergo Sorbent Test): clásicos, fiables, las pruebas RAST son ya muy comunes; existen para más de 200 alergenos;

— actualmente otras técnicas permiten la búsqueda de IgE específicas; aunque aquí no podemos citarlas todas.

LAS PRUEBAS DE PROVOCACIÓN ALERGÉNICAS

Ya las hemos citado. Consisten en hacer inhalar trozos de la sustancia sospechosa de causar los trastornos y anotar la evolución de la función respiratoria. Estas pruebas serán efectuadas en los casos límite.

LAS ALERGIAS MÁS FRECUENTES

EL POLVO DE LA CASA

Vemos el mundo a nuestra escala. Si tuviéramos el tamaño de una hormiga nuestra visión del polvo, esas finas partículas que lo ensucian todo, sería completamente diferente. ¿Cuál es la verdadera composición del polvo de la casa?

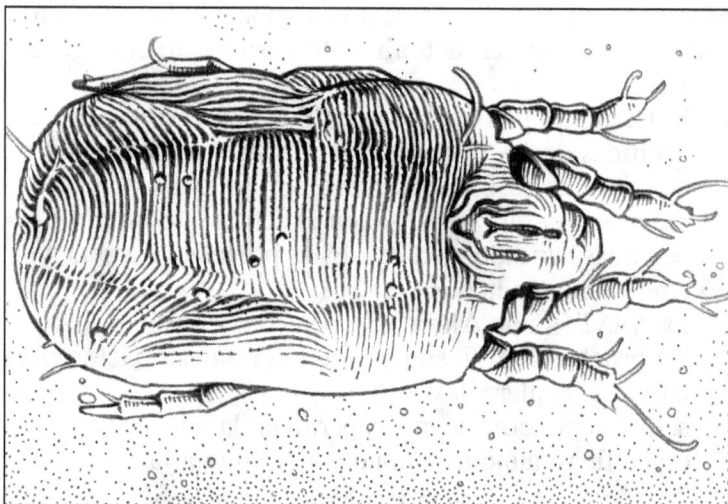

Dermatophagoides farinae (Documento Allerbio)

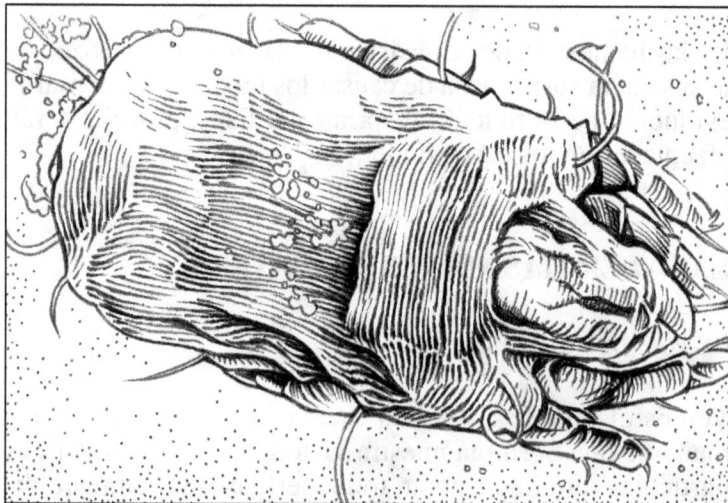

Dermatophagoides pteronyssinus (Documento Allerbio)

El polvo contiene restos de papeles, pelos de animales, lana, lino, fragmentos de uñas, piel, caspa, polen, restos de insectos, mohos, fibras de ropa, etc. No se trata de un mundo inhabitado, puesto que en él habundan pequeñísimos animales. Los **ácaros** son responsables de la mayoría de las alergias al polvo de la casa. Estos animales minúsculos (de 300 a 350 micras) pertenecen a la familia de los arácnidos. Los *dermatophagoides pteronyssinus* y *Dermatophagoides farinae* son los más frecuentes entre los que conocemos. Se alimentan de escamas humanas o de animales y de otros residuos (uñas, pelos, plumas). Les gusta la humedad y una temperatura cercana a los 25 C. Sienten predilección, en consecuencia, tanto por la cama y su entorno inmediato como por las moquetas, las alfombras y los papeles pintados. También los encontramos en la ropa y en otros muchos elementos. No les es propicia la altitud debido a su clima frío y seco. Esto es una ventaja y algunos asmas mejorarán durante las estancias en la montaña. A finales de verano y principios de otoño se dan buenas condiciones para su multiplicación. Los ácaros son muy numerosos. Actualmente sabemos cuantificarlos. Uno mismo puede detectarlos gracias a un pequeño aparato que aprecia cuantitativamente su población. Por gramo de polvo, encontramos una media de 50 a 200 ácaros o incluso más.

Para saber más...

Algunos de estos minúsculos animales son alergenos, es decir, capaces de provocar alergias. Encontramos alergenos mayores y menores. Los mayores provocan alergias a un 50 % de los enfermos. Los menores son responsables de menos del 50 % de los casos.

Entre los grandes grupos de alergenos *Dermatophagoïdes* se distinguen:

— grupo I, que comprende los alergenos Der p1, Der f1 y Der m1;

— el grupo II, que comprende Der p2 y Der f2.

Cuanto más numerosos sean los ácaros, más casos de sensibilización se producirán. Cuando hay más de 2 microgramos de alergenos mayores del grupo de los *Dermatophagoides pteronyssinus* por gramo de polvo, advertiremos un aumento de la sensibilización y de la frecuencia del asma.

En lugares altos, los *Dermatophagoides pteronyssinus* y los *Dermatophagoides farinae* escasean. A veces, sin embargo, podemos encontrar otro ácaro responsable de fenómenos alérgicos: el *Euroglyphus maynei*.

En las casas muy húmedas podemos encontrar el *Tyrophagus putrescentiae*.

Se producen con frecuencia reacciones cruzadas entre *Dermatophagoides pteronyssinus, Dermatophagoides farinae* y *Euroglyphus maynei,* lo que significa que si una persona es sensible a uno de estos ácaros lo será también a los otros.

Algunas alergias al polvo pueden deberse a las cucarachas, esos pequeños insectos que tanto nos desagradan. La presencia de cucarachas es ignorada, con frecuencia, por el inquilino de un lugar. Efectivamente, se desplazan principalmente por la noche, escondiéndose durante el día bajo las moquetas, en los tubos de ventilación, en las tuberías, en las ranuras de las paredes, etc.; les gusta el calor y la humedad. Las alergias se producirán por el animal mismo, por la muda, y más raramente por la cápsula de los huevos o por las heces de estos animales. La sintomatología de la alergia al polvo provoca normalmente: transtornos desencadenados cuando la persona limpia la casa o crisis nocturnas cuando la exposición a los alergenos de los ácaros es mayor.

LOS ANIMALES DOMÉSTICOS

Su presencia es cada vez más habitual en nuestros hogares. El riesgo de sensibilización aumenta en proporción al crecimiento de la población de los animales domésticos. Estas alergias son muy frecuentes. El alérgico, en estos casos, se hace él mismo el diagnóstico ya que se trata de una historia típica: al menor contacto con un animal padece síntomas como rinitis, conjuntivitis o asma.

El **gato** es, sin duda, el animal doméstico que provoca más alergias. El contacto con gatos puede ser a veces mínimo. El hecho de que un gato haya estado en una habitación, puede bastar para que en una persona alérgica se desencadenen los síntomas, incluso cuando el gato no esté presente. Por otra parte, es muy difícil eliminar todos los pelos de una casa en la que haya vivido un gato. Citaremos un ejemplo: una persona que sólo había sufrido crisis de asma por el contacto directo con gatos, puede sufrirlas de nuevo tan sólo con trasladarse a un piso en el que el anterior inquilino hubiera vivido con un gato.

La sustancia alergena principal del gato es el alergeno Fed d1, que se encuentra fundamentalmente en su saliva. También hallamos alergenos en los pelos, ya que el gato pasa buena parte de su tiempo lamiéndose. También es posible que el alergeno Fed d1 sea producido por la piel y depositado en los pelos. Esta carga extrasalivar no será ignorada.

Los **perros** son responsables de alergias con menos frecuencia. El tiempo necesario para sensibilizarse es mayor que en el caso del gato. Algunas especies son más proclives a causar alergias, como los boxers y los schnauzers. Los alergenos del perro están presentes en los fáneros, la saliva y el suero.

Los **roedores** son cada vez más comunes en las casas. Cada vez hay más familias que viven con estos animales: hámsters, conejos, cobayas, ratones, razón por la que en los últimos quince años el riesgo de sensibilización ha aumentado considerablemente. La sensibilización a estos animales es normalmente rápida, sobre todo en el caso de la cobaya. En estos roedores el alergeno se encuentra en su orina.

Los **pájaros** pueden provocar asma por sensibilización a las palomas o a los patos mandarinos. Otras patologías como la enfermedad de los criadores de pájaros de la que volveremos a hablar, están relacionadas con la presencia de pájaros. Las alergias a las plumas de pájaro son poco frecuentes.

Los **acuarios,** considerados normalmente inofensivos, no lo son completamente. La comida para peces que se vende en los comercios contiene numerosas sustancias alergenas: larvas rojas de mosquitos, pulgas acuáticas, drosófilas...

El **caballo.** Las camas modernas ya no contienen crin de caballo. Son, por lo tanto, escasas las personas que duermen sobre colchones de crin de caballo. Un riesgo normalmente desconocido es el que presentan los muebles antiguos, ya que antiguamente para su relleno se empleaba la crin de caballo. La restauración de estos muebles conlleva los mismos problemas, ya que los especialistas en muebles antiguos emplean crin de caballo para recuperar su aspecto originario. La alergia puede ser muy violenta y las pruebas cutáneas relativamente peligrosas. La alergia puede llegar a manifestarse tan sólo con pasar delante de un picadero o un establo. Las alergias a los caballos son, sin embargo, poco frecuentes, excepto en el caso de que las aficiones (equitación) o la profesión (veterinario, circo, etc.) nos exponga a ella.

Los **bovinos**. El riesgo es limitado fuera del medio agrícola. Recuérdese, sin embargo, la moda de hace un tiempo de utilizar pieles de vaca como alfombra o, más raramente, de cabra, felinos... En el medio rural, la exposición es importante en algunas regiones ganaderas.

Los **animales de laboratorio** como insectos, ratas, ratones... De todos ellos hablaremos en el capítulo dedicado al asma profesional.

Es necesario comprender y tener presente que cuando se es alérgico es preferible no vivir con animales. No ser alérgico hoy a un animal no significa que uno no pueda sensibilizarse y acabar siéndolo mañana. Ser alérgico predispone a sensibilizarse a todas las sustancias alergenas con las que el enfermo esté en contacto. Por ejemplo, una persona que no haya estado nunca en contacto con un gato no puede ser sensible a este animal. En un primer momento, la persona predispuesta se sensibiliza, es decir, fabrica inmunoglobulinas E específicas para el alergeno. En un segundo momento, presentará una sintomatología clínica. Debemos insistir en este punto: pruebas alérgicas negativas y ausencia de alergia a un animal hoy, no significa que se pueda vivir con cualquier animal.

El ingreso en un centro clínico puede llegar a ser necesario, como ya hemos visto en algunos casos. A cada contacto con el animal incriminado, se producen fenómenos alérgicos, oculares, riníticos o asmáticos. Un técnico alérgico a los gatos tendrá problemas cada vez que trabaje en el domicilio de clientes que tengan gatos. Otro ejemplo: el de la mujer joven que presenta crisis de asma cada vez que su marido regresa vestido con la ropa de equitación; ella no puede acercarse a un picadero sin tener problemas.

LOS MOHOS

Los mohos son microorganismos pertenecientes al reino de los hongos. Existen miles de géneros, y algunos de ellos pueden provocar reacciones alérgicas. Seguramente hay más de los que conocemos.

La existencia de sensibilizaciones y alergias a los mohos es conocida desde hace tiempo. La sensibilización es a menudo difícil de demostrar, tanto como la función exacta de los mohos en la patología del interesado. Es frecuente presentar sensibilidad a varios mohos.

La frecuencia de estas alergias es menor que en las provocadas por el polen, los animales y los ácaros.

¿Dónde se encuentran los mohos? En todas partes, ya que se adaptan a numerosas superficies. Prefieren los lugares húmedos: proximidad de lagos, estanques, ríos, pero también los bosques, las hojas muertas, los invernaderos, los sótanos húmedos, los cuartos de baño, los humidificadores, las lavanderías, las casas de campo más o menos calientes, los graneros, las panaderías, etc. La presencia de hongos depende de las condiciones climáticas: la sequedad es su máximo enemigo.

Las sustancias alergenas son las esporas y los micelios. Son alergenos muy complejos.

¿Cuáles son los mohos en cuestión?

Alternaria tenius es un moho muy común que encontramos en numerosas superficies: plantas, frutos, tejidos, suelos. En una población alérgica, las pruebas manifiestan una sensibilización de un 5 a un 10 % de los casos, lo que no quiere decir que en un 5 a 10 % de los casos haya una sintomatología ligada a esta sensibilización. *Alternaria tenius* puede intervenir también en ciertos casos de asma profesional, como el del panadero.

Alternaria tenius (Documento Allerbio)

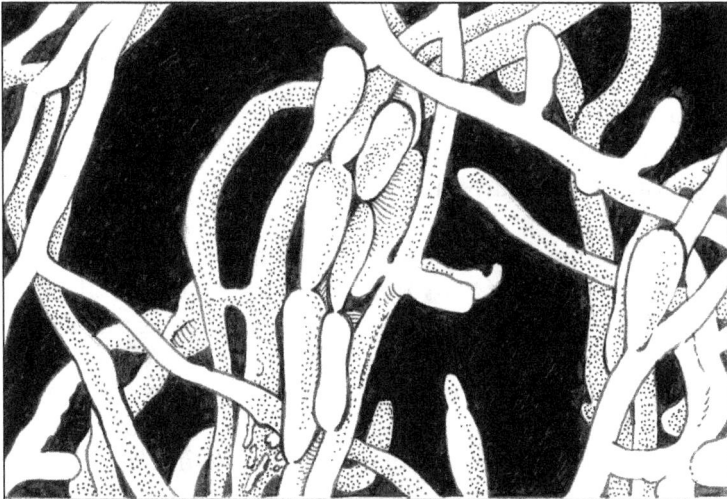

La *Alternaria* es un moho que podemos encontrar durante todo el año, pero especialmente en verano, de julio a septiembre.

Cladosporium herbarum es un moho muy extendido geográficamente, con una presencia importante en el aire. Parasita todo tipo de plantas. Lo encontraremos también en diferentes tipos de suelos, lugares húmedos o mal ventilados y habitaciones.

Aspergillus fumigatus posee un don de ubicuidad bastante desarrollado y se encuentra en todo tipo de superficies: suelos, plantas, alimentos, abonos, heno enmohecido, excrementos de pájaros y cereales.
El *Aspergillus* es un moho anual.
Es responsable de asma, así como de otras afecciones respiratorias: aspergilosis, neumopatía aspergilar y aspergilosis alérgica.

Penicillium notatum es también un moho muy extendido, que encontramos en numerosas superficies: suelos, vegetales en descomposición (hojas muertas, heno húmedo, nidos de pájaros y frutos).
Es un moho presente todo el año, con un mayor desarrollo en invierno y primavera.

Estos cuatro mohos que acabamos de citar son los alergenos más importantes. Otros mohos responsables de alergias son: *Botrytis cinerea, Candida albicans, Epicoccum, Stemphylium, Fusarium, Mucor racemosus, Rhizopus nigricans*. Los cuadros siguientes amplían la información.
Los mohos se encuentran en todas partes, aprovechando cualquier cavidad que se halle vacía. Algunas actividades humanas favorecen el contacto con los mohos: el trabajo en

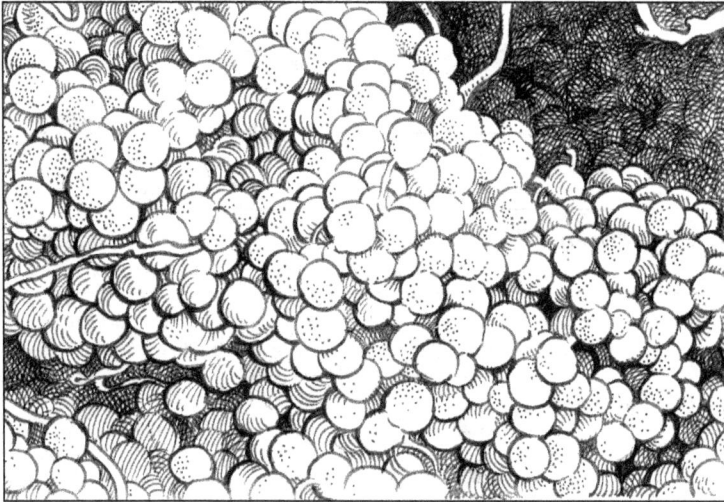

Epicoccum (Documento Allerbio)

los invernaderos, el cultivo de la tierra, la huerta, y el jardín. Las segundas residencias que permanecen cerradas durante muchos meses sin ser calentadas, y lugares que son especialmente húmedos son muy propicios para su desarrollo.

MOHOS RESPONSABLES DE ALERGIAS

	TEMPORADA MÁXIMA (1.º -2.º-3.º-4.º trimestre)	Notas. Localizaciones, enfermedad o actividad
Alternaria tenius	3	Plantas, suelos, textiles: rinitis
Aspergillus	1-4	Infecciones, alergias
Cladosporium	2-3	Césped, suelos, plantas, alimentos

MOHOS RESPONSABLES DE ALERGIAS (sigue)

	TEMPORADA MAXIMA (1.º -2.º-3.º-4.º trimestre)	Notas. Localizaciones, enfermedad o actividad
Penicillium	2-3	Casas húmedas, alimentos
Botrytis cinerea	2-3	Frutas, verduras, plantas, uvas
Fusarium vasinfectum	3-4	Plantas marchitas, invernaderos
Helminthosporium intersem		Hierbas, cereales, agricultores, jardineros
Mucor racemosus		Alimentos y casas húmedas
Rhizopus nigricans		Frutas, verduras, restos alimentarios, cultivos
Ustilago avenae (avena) *Ustilago bromi Ustilago tritici* (trigo) *Ustilago maydis* (maíz)	Máximo junio-julio	Fiebre del heno, campesinos, molineros
Candida albicans	1-4	Frutas, verduras, alimentos (cerveza, cubitos de caldo). Síntomas gastrointestinales
Stemphylium		Suelos, hojas muertas, granos, verduras, cereales

ALERGIAS PROFESIONALES CAUSADAS POR MOHOS

Profesiones	Mohos en cuestión
Trabajadores del bosque, panaderos, controladores de silos para grano, cultivadores de trigo, granjeros, industrias alimentarias de cereales	*Alternaria* y *Aspergillus*, en concreto
Cultivadores de tomate	*Cladosporium*
Cultivadores de maíz	*Ustilago, Fusarium, Epicoccum*
Lavadores de queso	*Penicillium casei*
Trabajadores del corcho	*Penicillium frequentans*
Trabajadores del bosque, carpinteros	*Rhizopus*, en concreto, y *Mucor*
Trabajadores del algodón húmedo	*Aspergillus, Penicillium, Mucor*
Trabajadores de la malta	*Aspergillus fumigatus, Rhizopus*
Jardineros	*Cladosporium* (tomates), *Mucor, Penicillium* (invernaderos), etc.
Personal de cocina, hortelanos, restauradores	Numerosos mohos de frutas y verduras
Curtidores, traperos	*Aspergillus*

EL POLEN

Todo el mundo conoce la «fiebre del heno» con sus síntomas característicos: estornudos repetidos, moqueo de nariz, pruritos nasales; o incluso síntomas igualmente desagradables como lagrimeo, ardor y escozor de los ojos. En algunos casos también habrá asma.

Estas polinosis o alergias al polen son cada vez más frecuentes, sin que se disponga de una explicación clara sobre este aumento.

En toda alergia existe un factor hereditario que determina, así como factores vinculados al entorno. Según la región donde se viva, uno se sensibilizará con mayor o menor rapidez al polen que se encuentre en el aire. Citaremos solamente el ejemplo de dos gemelos que viven en regiones diferentes con climas muy distintos y que están sensibilizados a pólenes diferentes. Si se reúnen, corren el riesgo de desarrollar las mismas alergias algunos años más tarde. El hombre ha modificado completamente el planeta. Al principio, parecía destinado a un futuro bien pobre: efectivamente, se defendía mal del frío y disponía de poca capacidad física para sobrevivir a otras especies animales, pero su habilidad intelectual le permitió adaptar progresivamente el entorno a sus necesidades.

En los primeros tiempos se alimentaba gracias a la caza y la recolección. El ser humano encontró los instrumentos necesarios para imponer sus condiciones al entorno, inventando la ganadería y el cultivo. Destruyó bosques y creó prados en su lugar. Al mismo tiempo se multiplicaban las malas hierbas, las gramíneas y las herbáceas. La segunda revolución de nuestro sistema ecológico es mucho más reciente y está vinculada a la industrialización. Los habitantes del campo han abandonado las tierras atraídos por el «milagro industrial», dejando de cultivar las tierras. Las ciénagas han sido secadas para construir canales, vías ferroviarias o grandes autopistas.

Este comportamiento ha ido modificando progresivamente la flora y la fauna.

El hombre mejora su entorno en la ciudad creando parques y jardines en los que ha plantado árboles que pueden provocar alergias, como abedules, avellanos, hayas, etc. Es posible que haya provocado así, involuntariamente, una situación en la que el riesgo de contacto con plantas alergenas es mayor que tiempo atrás.

No se puede asegurar que esta diferencia de entorno sea la única explicación posible. Otra teoría, con frecuencia cuestionada, es la siguiente: la presencia de parásitos provoca el aumento del número de inmunoglobulinas E específicas de los parásitos. Estos parásitos eran frecuentes antiguamente; es posible que el hombre fabricase muchos IgE contra estos parásitos.

Actualmente ya no hay parásitos, o los hay en número muy reducido, como consecuencia de una mayor higiene y del progreso de la medicina. Por tanto, no siendo necesario fabricar IgE específicas contra los parásitos, el organismo las sintetizará más fácilmente contra los antígenos responsables de las alergias.

En nuestro país existe un amplio período de polinosis, de marzo a julio, con oscilaciones según las zonas.

Mapa polínico en España

La zona central de la península presenta una gran concentración de pólenes de gramíneas entre mayo y junio. También es importante la cantidad de polen de platanero (abril)

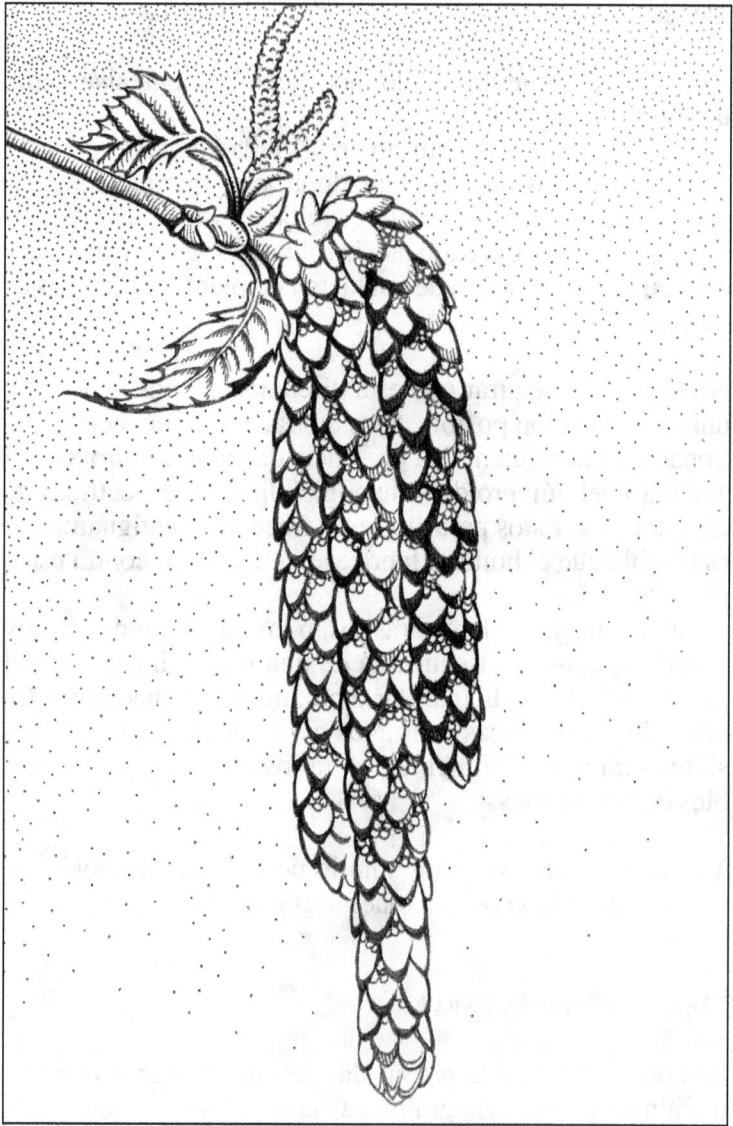

Abedul (Documento Jean Evrard)

CALENDARIO POLÍNICO

	Enero	Febrero	Marzo	Abril	Mayo	Junio	Julio	Agosto	Septiembre
ÁRBOLES									
Abedul									
Avellano		▓	▓						
Carpe				▓	▓				
Castaño					▓	▓			
Ciprés				▓	▓	▓			
Olivo					▓	▓			
Platanero				▓	▓				
Roble				▓	▓				
GRAMÍNEAS									
Caracolillo				▓	▓	▓	▓	▓	▓
Cizaña					▓	▓	▓	▓	
Festuca cañuela					▓	▓	▓		
Fleo de campo					▓	▓	▓		
Holca					▓	▓	▓	▓	▓
HERBÁCEAS									
Artemisa abrótano							▓	▓	▓
Colza			▓	▓	▓	▓			
Diente de león		▓	▓	▓	▓	▓	▓	▓	▓
Llantén				▓	▓	▓	▓	▓	
Parietaria		▓	▓	▓	▓	▓	▓	▓	▓
Trébol				▓	▓	▓	▓		

67

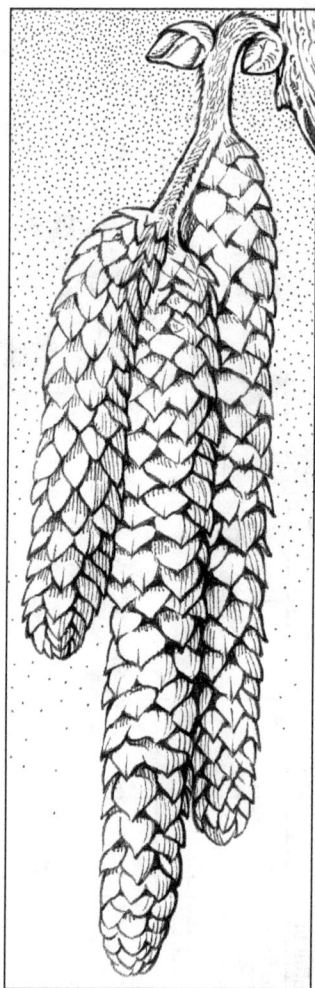

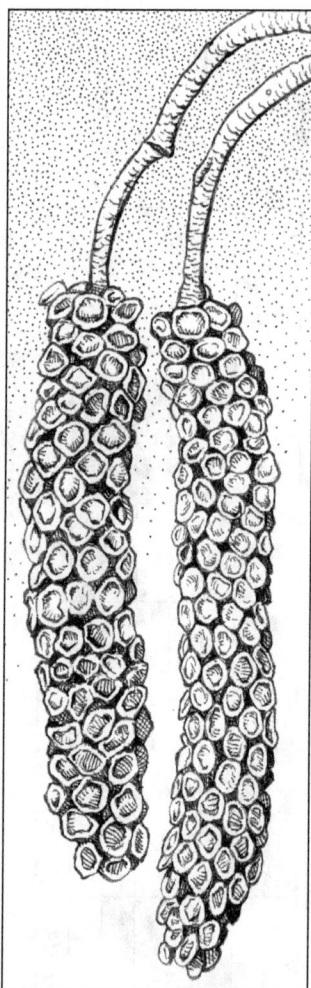

Avellano (Documento Jean Evrard)   *Aliso* (Documento Jean Evrard)

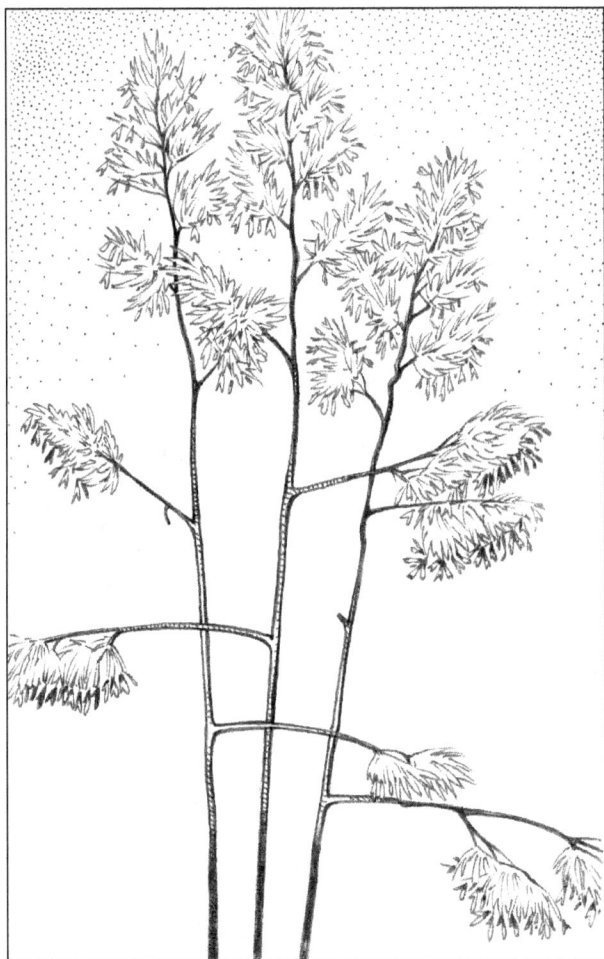

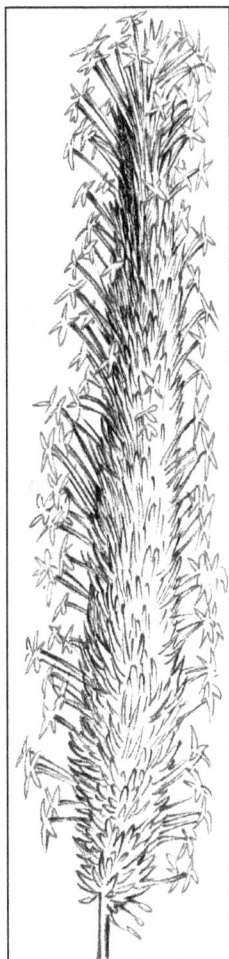

A la izquierda: *Caracolillo* **(Documento Jean Evrard). A la derecha:**
Fleo **(Documento Jean Evrard)**

y encina (mayo). En la zona sur, sobre todo en la comunidad de Castilla-La Mancha, destaca el polen del olivo.

En Andalucía también son importantes las gramíneas entre abril y mayo, y sobre todo el olivo, especialmente a finales de mayo.

En la zona del Cantábrico y Galicia las concentraciones polínicas son inferiores, a pesar de la abundancia de gramíneas, debido a sus condiciones climáticas: menos horas de insolación y más humedad. Destacan, sin embargo, el abedul (La Coruña), el avellano y el plantago.

En la costa mediterránea predominan la parietaria, el quenopodio y la artemisa, con períodos de polinosis que van desde marzo hasta octubre. Asimismo, las concentraciones de polen de encina son muy altas.

En las islas Canarias (Tenerife) la concentración polínica es la más baja de España.

Con todo esto, podemos afirmar, en términos generales, que las plantas más importantes en España desde el punto de vista alérgico son la parietaria, el olivo y los diferentes tipos de gramíneas.

ALERGIAS ALIMENTARIAS

Parece sorprendente que la alimentación pueda causar asma.

Este tipo de alergias provoca muy raramente asmas (3 % a 5 % de los casos).

La alergia alimentaria produce normalmente una sintomatología cutánea. Encontraremos fácilmente un eczema asociado al asma.

Citaremos algunas anécdotas que prueban que no hay que ignorar esta posibilidad en el asma (véase el capítulo «Historias reales»).

Es poco frecuente que el asma del adulto guarde relación con una alergia alimentaria. Este tipo de alergia es mucho más frecuente en los niños. Volveremos a este tema cuando hablemos de las particularidades del asma infantil.

El diagnóstico

Con frecuencia, resulta difícil establecer el diagnóstico ya que son muchos los alimentos que pueden ser responsables. Además, los alimentos absorbidos son transformados durante la digestión en un gran número de sustancias que también pueden ser alergenos.

Interrogar al paciente será fundamental para conocer sus costumbres alimentarias. Se practicará un cierto número de pruebas para verificar la alergia: pruebas cutáneas y búsqueda de las IgE específicas, en particular en la sangre.

La sintomatología asmática aparece normalmente varias horas después de la absorción del alimento, por lo que el enfermo difícilmente lo asociará a una comida ingerida varias horas antes. También se desencadenarán algunas reacciones si además se realiza ejercicio físico. Las crisis son, por lo general, diurnas. En el caso de la historia del cocinero Pedro (véase el capítulo «Historias reales»), no es necesaria la absorción alimentaria ya que la simple inhalación del vapor de marisco o salmón es suficiente para desencadenar una crisis.

El diagnóstico alérgico se basará, como el de los neumoalérgicos, en pruebas cutáneas, búsqueda de IgE específicas y, con menor frecuencia, en pruebas de provocación orales, es decir, supresión y posterior reintroducción del alimento sometido a vigilancia médica. Confirmar la existencia de una alergia alimentaria es un trabajo delicado. Algunos de los alimentos que se hallan implicados más frecuentemente son: la leche, los huevos, el pescado, los mariscos y el apio.

Las falsas alergias alimentarias o intolerancias a ciertos alimentos no deben confundirse con lo que acabamos de decir. Aquí, en realidad no se produce una reacción alérgica con intervención de IgE específicas sino algo diferente. La tartracina encontrada hace algunos años en numerosos medicamentos y en los zumos de frutas (colorante amarillo anaranjado) podía ser responsable de casos de asma. El asma por ingestión de sulfitos es lo más frecuente. Los sulfitos son utilizados como conservantes de bebidas y alimentos para evitar su fermentación o su deterioro. Tampoco aquí el mecanismo por el que se produciría asma sería alérgico. El diagnóstico es más fácil, ya que la crisis se produce inmediatamente después de la ingestión.

* * *

Historias reales

• *¿Existe la alergia a los caracoles?*
En dos ocasiones, después de haber comido caracoles Juan sufrió una crisis de asma. Esta alergia es muy poco frecuente, pero ha sido descrita varias veces en la literatura. Es posible que los caracoles sean alergenos en sí mismos, no debido a la forma de preparación culinaria.

• *Alergia en el caso de un cocinero*
Pedro tiene veinte años y trabaja en cocinas desde los dieciséis. Desde hace un año, se ha dado cuenta de que tiene problemas asmáticos cuando en el menú hay marisco: bogavante, cangrejos, langostas o salmón.
Las pruebas alérgicas debían confirmar la sensibilización a los crustáceos y al salmón, al igual que las pruebas cutáneas y el porcentaje de IgE específicas.

No se trataba, en este caso, de una verdadera alergia alimentaria, ya que la sustancia alergizante era aquí inhalada en forma de vapor y no ingerida con la alimentación.

Pedro ha podido encontrar una cocina donde no se prepara apenas marisco y su asma prácticamente ha desaparecido.

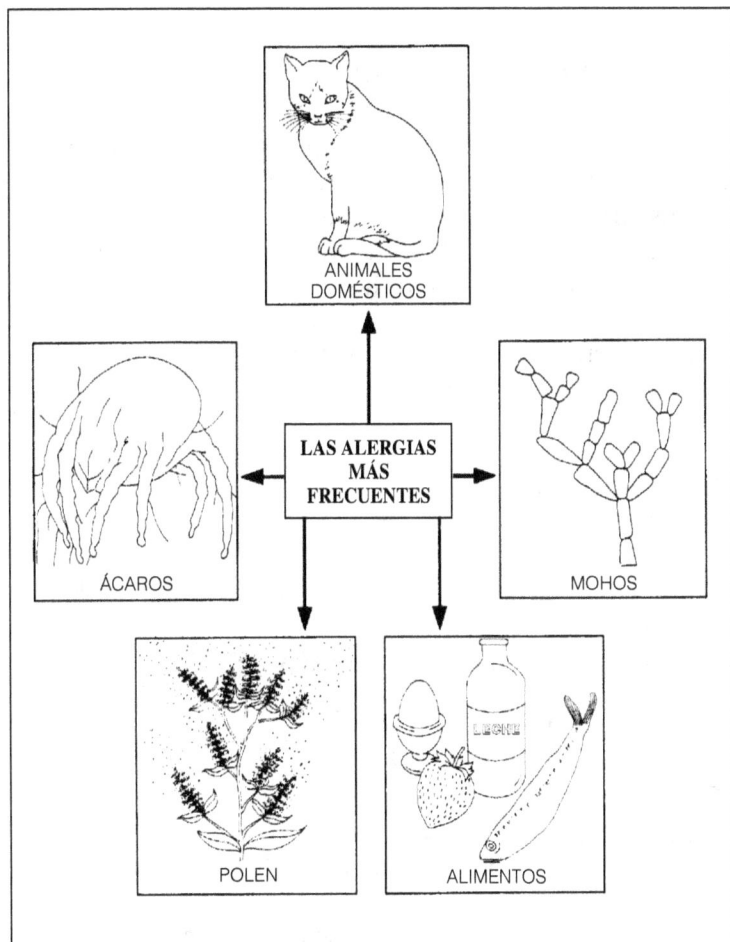

ANIMALES DOMÉSTICOS

ÁCAROS

LAS ALERGIAS MÁS FRECUENTES

MOHOS

POLEN

ALIMENTOS

Existen otros casos de alergia profesional de este tipo, como las alergias a las gambas en los trabajadores de empresas de conservas, etc.

La alergia a los mariscos es una de las alergias alimentarias más frecuentes, pero en la mayoría de casos no provoca una sintomatología respiratoria.

¿CÓMO PREPARAR SU VISITA?

Para determinar las alergias eventuales, el alergólogo necesitará someterle a un interrogatorio casi policial para conocer sus condiciones de vida, trabajo y aficiones.

Toda la información deberá ser muy precisa, y le podremos ayudar reflexionando sobre las diferentes actividades y el entorno.

Se puede preparar la visita al especialista respondiendo a las preguntas del siguiente cuestionario.

EL ENTORNO FAMILIAR

¿Reside en el campo o en la ciudad?
¿Sufre molestias particulares en su entorno: fábricas, humo, etcétera?
¿Está rodeado de campos, prados o bosques?
¿Su casa es húmeda?
¿Vive cerca del agua?
¿Su región es muy húmeda?
¿Cuál es su sistema de calefacción?
¿Tiene aire acondicionado?
¿Tiene «nidos de polvo»: moquetas, alfombras espesas, papeles pintados, peluches, etc.?
¿Hay objetos de piel en la decoración de su casa?

¿Tiene animales domésticos: perros, gatos, pájaros, hámsters, peces, ganado...?
¿Su colchón es antiguo, de plumas o crin de caballo?
¿Hay lugares donde se encuentra mejor o, por el contrario, donde presiente más fácilmente crisis de asma?

EL ENTORNO PROFESIONAL

¿Ejerce una profesión expuesta a un riesgo alérgico conocido? (véase la lista en el capítulo «Asma profesional».)
¿Manipula alguna sustancia fuera de su trabajo?
¿Sabe si hay muchos casos de asma en la empresa donde trabaja?
¿En su trabajo hay aire acondicionado? ¿Cómo se calienta?
Plantéese a continuación las mismas preguntas sobre el entorno familiar aplicadas ahora al entorno laboral: humedad, moquetas, presencia de animales, contaminación, etc.

DE VACACIONES O DURANTE SU TIEMPO DE OCIO

¿En su tiempo de ocio está en contacto con animales (equitación, caza, etc.)?
¿Hace bricolaje? En caso afirmativo, ¿qué actividades concretas hace?
¿Revela usted mismo sus fotografías?
¿Qué deportes practica? ¿La práctica de deporte le desencadena crisis de asma?

OTROS DATOS

Antecedentes personales y familiares.
¿Ha padecido usted o algún miembro de su familia enfermedades alérgicas: eczema, urticaria, fiebre del heno, rinitis?

¿En qué estación del año padece más problemas?

¿Tiene usted también signos de «fiebre del heno» (moqueo de nariz, estornudos continuos, prurito nasal) durante la primavera o el verano?

¿Qué medicamentos toma regularmente?

¿Cree que algunos medicamentos le han podido desencadenar una crisis de asma, en particular la aspirina?

¿Tiene antecedentes de afecciones de la esfera ORL (rinitis, sinusitis, anginas)?

¿Ha sido operado de amígdalas? ¿Ha sido operado de nariz (pólipos, desviación del tabique)?

EN RELACIÓN CON SU ASMA

¿A qué edad tuvo su primera crisis?

¿Recuerda las circunstancias de esta crisis: enfermedad infecciosa, en particular gripe o sinusitis, operación quirúrgica, estrés (muerte de un ser querido, un examen), cambio de trabajo, esfuerzo deportivo, cambio de residencia?

¿Sus crisis son principalmente nocturnas o diurnas? Precisar el horario y la intensidad de las crisis.

¿Se producen siempre después de un descanso, de un esfuerzo?

¿En qué época del año tiene más síntomas?

¿Padece más molestias cuando hay niebla?

ASMA Y ALVEOLITIS

La alergia puede guardar relación con otras afecciones respiratorias, como las neumopatías de hipersensibilidad. Este término designa enfermedades dependientes también del entorno.

Ya no se trata de una alergia de tipo I o de IgE como antes, sino de otro tipo de sensibilización responsable de neumopatías o de alveolitis. Los síntomas son variables. Numerosos antígenos están implicados en este tipo de reacción alérgica.

Tomemos el ejemplo del agricultor que presenta una disnea con fiebre algunas horas después de haber manipulado heno enmohecido.

No insistiremos en este tipo de enfermedades poco frecuentes para no desviarnos del objectivo de este libro. No obstante, nos ha parecido interesante citarlas porque ilustran bien la complejidad de las respuestas inmunitarias con relación a los pulmones y los bronquios.

El siguiente cuadro recoge las principales enfermedades de este tipo.

PRINCIPALES ALVEOLITIS

Enfermedad	Antígeno	Origen
Pulmón del granjero	Actinomices, termófilas, *Aspergillus*	Heno enmohecido, granos, ensilaje
Pulmón del pajarero	palomos, pollos, pavos, patos, loros	Plumas, proteínas aviarias
Pulmón de los humidificadores y acondicionadores de aire	*Aureobasidium* u otros microorganismos	Agua contaminada por humidificadores y sistemas de aire acondicionado
Bagazosis	Termoactinomicetos	Bagazo

PRINCIPALES ALVEOLITIS (sigue)

Enfermedad	Antígeno	Origen
Trabajadores de malterías	*Aspergillus fumigatus, Aspergillus clavatus, Rhizopus*	Cebada enmohecida
Cultivador de setas	Actinomicetos termófilos	Compuesto
Trabajadores de la madera	Polvo de madera, *Alternaria trichoderma*	Polvo de madera
Lavadores de queso y trabajadores de queserías	*Penicillium casei,* ácaros	Hongos de los quesos, ácaros
Enfermedades de las saunas	*Aureobasidium*	Agua contaminada de las saunas
Peleteros	Polvo de las pieles	Pieles
Enfermedades de los cosechadores y viticultores	*Botritys cinerea*	Mohos de la uva
Descortezador de arce	*Cryptostroma cortical*	Cortezas viejas, madera muerta
Enfermedades de las industrias de detergentes	*Bacilos subtilis*	Detergentes

PRINCIPALES ALVEOLITIS (sigue)

Enfermedad	Antígeno	Origen
Suberosis	Mohos del corcho, frecuentes *Penicillium*	Polvo del corcho
Enfermedades de los gorgojos	*Sitophilus granarius*	Trigo contaminado
Ayudante de laboratorio (animales)	Orina de rata	Ratas de laboratorio
Trabajadores de industrias papeleras	*Alternia*	Pasta de papel
Bisinosis	Desconocido	Polvo del algodón
Linosis	Desconocido	Polvo del lino
Canabinosis	Desconocido	Polvo del cáñamo
Trabajadores de la seda	Proteínas del gusano de seda	Gusanos de seda
Inhalaciones de ciertos vapores industriales	Isocianatos	Humos o vapores
Secuoiosis	*Aureobasidium*	Contaminación de la madera roja enmohecida
Trabajadores de café, torrefactores	Polvo del café	Polvo del café

ASMA Y MEDIO AMBIENTE

La polución

La polución atmosférica es uno de los grandes problemas que afectan al futuro de nuestro planeta. Los astronautas nos describen la capa atmosférica como una película muy fina que envuelve la tierra, no tal como nos la imaginamos desde la tierra: un inmenso e ilimitado océano de aire. Constantan cómo hoy en día es más difícil fotografiar los grandes centros industriales terrestres desde las naves espaciales en órbita debido a una mayor polución. Esta evolución la han observado a lo largo de un período de quince años. Esto pone de manifiesto la fragilidad de la atmóstera, de la vida en la tierra y la rapidez con la que podemos modificar nuestras condiciones de vida.

Los bronquios y los pulmones están directamente en contacto con el aire y sus contaminantes. Epidemias de asma se producen regularmente en los grandes centros urbanos los días de mayor polución. Accidentes como, por ejemplo, incendios de fábricas han sido también generadores de crisis de asma.

Ante estos hechos, existe la tendencia de acusar a la polución atmosférica del aumento de la frecuencia de asma. ¿Es eso exacto? ¿Puede deberse el asma a la polución? En realidad, se trata de uno de los factores desencadenantes. Podemos poner el ejemplo de la persona que si se queda en casa no tendrá problemas pero que si, por el contrario, va a un local donde se esté fumando padecerá una crisis. La sala con humo desencadenará y favorecerá la crisis de asma, pero la hiperreactividad de los bronquios de esta persona existía previamente.

El aparato respiratorio lucha contra todas las agresiones externas mediante una serie de defensas de las que ya hemos hablado. Sin embargo, estas no siempre son suficientes y los diferentes contaminantes atmosféricos ejercerán un efecto perjudicial sobre los bronquios: gases irritantes, contaminantes atmosféricos como el humo del tabaco, el SO_2, el ozono, etc. Los bronquios del asmático son particularmente sensibles a ciertos contaminantes.

Los contaminantes responsables

El **dióxido de azufre** o **anhídrido sulfuroso (SO_2)** es uno de los contaminantes más nocivos de la atmósfera. Existe en estado natural, pero al estar dispersas las fuentes de producción no hay riesgo de intoxicación. No sucede lo mismo en las aglomeraciones urbanas, en las que la concentración atmosférica de SO_2 puede llegar a ser elevada algunos días, en especial si hay niebla o se ha producido un fenómeno de inversión térmica. Los orígenes por causa humana son principalmente los hogares domésticos, los centros industriales y los medios de transporte. Los óxidos de azufre provienen fundamentalmente de combustibles fósiles.

El **ácido sulfúrico** es más irritante todavía que el SO_2. Proviene de la transformación del dióxido en trióxido y luego en ácido sulfúrico. Para que esto se produzca, la concentración de SO_2 en la atmósfera debe ser suficiente, además de haber niebla. La niebla es un verdadero aerosol de agua que junto con el SO_3 se transforma en aerosol de ácido sulfúrico, hablándose entonces de lluvia ácida.

El **ozono**. Los medios de comunicación nos hablan de manera regular del ozono y, sobre todo, de la capa de ozono que nos protege filtrando los rayos UV. El ozono de la estratosfera es, pues, vital.

En el suelo el ozono es, sin embargo, un contaminante alarmante en nuestras aglomeraciones urbanas.

El ozono que respiramos proviene en pequeña cantidad del ozono de la atmósfera superior. En realidad, la cantidad importante se debe a reacciones fotoquímicas en las que intervienen hidrocarburos y óxidos de nitrógeno emitidos por los tubos de escape de los coches. En las grandes ciudades se dan casos de contaminación elevada, como por ejemplo la *niebla fotoquímica* observada en Rotterdam o en Los Angeles.

El ozono también puede ser perjudicial para las plantas. Sería necesario, en consecuencia, que revisásemos nuestras nociones sobre el ozono. Puede ser también un contaminante doméstico; es producido, por ejemplo, por aparatos purificadores del aire como los extractores de cocina.

Los **óxidos de nitrógeno** son contaminantes naturales de la atmósfera pero, al igual que sucede con el SO_2, la dispersión de las fuentes naturales hace que no exista peligro para el hombre ni las plantas. Las fuentes humanas se encuentran concentradas en un territorio limitado y son producto de la combustión de numerosas sustancias: gasolina, gasóleo, carbón, fuel doméstico, o de la combustión de los bosques debido a los incendios, por ejemplo; también se producen por la combustión del tabaco.

El **tabaco** es una fuente importante de polución. Miles de compuestos diferentes han sido identificados en el humo del tabaco. El efecto del tabaquismo en los bronquios es conocido desde hace tiempo. Puede originar bronquitis crónica, que no hará más que agravar el estado respiratorio de un asmático. Una atmósfera con humo de tabaco favorecerá una crisis de asma. Los hijos de fumadores desarrollan más fácilmente que otros infecciones respiratorias de las que conocemos su posible influencia en la aparición del asma. Algunas personas se consideran alérgicas al tabaco. En realidad, esta sensibilización no parece guardar relación con el inicio de crisis, vinculadas de hecho al problema de los irritantes. El papel del tabaquismo en el desarrollo de enfermedades alérgicas es controvertido. Se constatan más asmas profesionales en el caso de fumadores que en el de no fumadores.

Los contaminantes domésticos

Incluso el ama de casa más efeciente no puede evitar algo de «contaminación» en su domicilio. La persona asmática deberá evitar esos contaminantes en los que no siempre se piensa:
— calefacción mal regulada, chimenea que funciona mal, estufa de carbón o madera;
— barbacoa, quema de maleza y escombros del jardín;
— utilización de diferentes aerosoles: cosméticos (lacas de peluquería en especial), productos de limpieza (para el horno, los cristales, el polvo, etc.), insecticidas;
— uso cada vez más frecuente de productos más o menos irritantes y tóxicos en trabajos de jardinería;
— el bricolaje.

Los problemas vinculados a ciertas actividades profesionales pueden producirse también en el hogar ya que los productos utilizados son los mismos. En el domicilio particular los riesgos son mayores al ser ignorados por el interesado; las condiciones de ventilación son, con frecuencia, peores que las de un taller preparado para dichos trabajos.

83

Los factores meteorológicos

Después de un agravamiento de su estado respiratorio, muchas personas culpan a las malas condiciones meteorológicas. Se produce un recrudecimiento de las crisis en otoño como consecuencia de variaciones bruscas de temperatura, el paso de un frente frío por ejemplo, o en días de mucha niebla.

El descenso repentino de las temperaturas conlleva verdaderas pequeñas «epidemias» de asma, con un considerable aumento de las visitas al médico y del número de admisiones en los hospitales por crisis más o menos graves. La inhalación de aire frío puede provocar un broncoespasmo. Además, durante este período se produce un aumento de las infecciones víricas. Las calefacciones se encienden, lo que aumenta el riesgo de concentración de alergenos en las casas. Por otra parte, temperaturas elevadas durante largos períodos favorecen la polinización de las plantas y aumentan el riesgo alérgico. La niebla impide la difusión de los contaminantes, lo que nos remite a los problemas de la contaminación atmosférica. La influencia de la humedad está mal determinada. El asmático respira bien en la atmósfera húmeda y cálida de las piscinas, motivo por el que la natación es recomendada. Los climas húmedos y fríos son, sin embargo, desfavorables para los asmáticos.

La lluvia puede ser beneficiosa en caso de polinosis, ya que el polen será depositado en el suelo. Los climas húmedos pueden ser desfavorables, ya que facilitan la proliferación de ciertos mohos. El viento, por el contrario, dispersa el polen y puede transportarlo a grandes distancias. La altitud es beneficiosa por lo general para el asmático por múltiples razones, en particular por la disminución de alergenos de tipo ácaros y la ausencia habitual de contaminadores atmosféricos. Un período de estancia en un lugar alto podrá ser beneficioso para el asmático; lo veremos al final del libro, cuando hablemos de la climoterapia

ASMA PROFESIONAL

Si estamos expuestos a un cierto número de alergenos en el domicilio particular, existen también riesgos en el trabajo. El asma profesional es cada vez más frecuente. En muchas profesiones han sido introducidas nuevas sustancias. El agricultor utiliza numerosos productos de los que no disponía antiguamente: fertilizantes, pesticidas, fungicidas, herbicidas, etc. En la industria, el número de sustancias fabricadas y utilizadas ha aumentado considerablemente. Los médicos están cada vez más informados sobre este tipo de problemas y el diagnóstico es más fácilmente abordado.

Cuatro mecanismos principales son susceptibles de dar lugar a un asma profesional:
— un *mecanismo alérgico:* una o varias sustancias alergizantes se encuentran en el entorno profesional;
— un *mecanismo irritante:* provocado por aire frío, en cámaras frías, por ejemplo, el SO_2, etc.;
— un *mecanismo farmacológico:* algunas sustancias provocan la degranulación de mastocitos con liberación de mediadores sin que hayan reacciones alérgicas; otros efectos farmacológicos pueden igualmente ser observados;
— un *mecanismo tóxico:* con inflamación y espasmo de los bronquios, inhalación de cloro, de SO_2, de disolventes, etc.

En algunos casos varios mecanismos están implicados. No podremos enumerar todas las profesiones que ofrecen riesgo. Citaremos algunas profesiones particularmente expuestas. Se trata de campos muy diversos y el tema es muy amplio. Por motivos de simplificación, no distinguiremos las asmas en función del mecanismo desencadenante.

EL AGRICULTOR

Las ocasiones de sensibilizarse son muy numerosas en el campo: contacto con animales de ganadería, en especial, el ganado bovino, posible sensibilización a plantas, a mohos, a insectos y a los ácaros (ácaros del manzano, por ejemplo) y a diferentes sustancias como insecticidas u otros productos.

En invierno la tierra se deja en reposo y el agricultor se ocupa de los animales que hay en el establo. La atmósfera de este establo está contaminada por las escamas de los animales que allí viven, por los productos para alimentarlos y los mohos que allí puedan desarrollarse. Los lugares de almacenamiento son propicios a la proliferación de insectos, de ácaros de almacén y de mohos.

El resto del año el agricultor desempeña actividades esencialmente en el exterior: preparación de la tierra, siembra y vigilancia del crecimiento de los cultivos. Utiliza numerosos productos: pasto, fertilizantes, insecticidas, herbicidas, fungicidas, algunos de los cuales pueden generar asma. *Durante la recolección* estará en contacto con numerosos alergenos. El gran número de tareas que desempeña el agricultor puede hacer difícil el diagnóstico. Debe realizarse un cuestionario completo: se pedirá al paciente que anote todos los productos que utiliza en la época en la que padece los síntomas. Con frecuencia, se cae en la tentación de atribuir las manifestaciones de temporada a una alergia al polen. En realidad, hay que tener en cuenta que el agricultor utiliza diferentes productos según la temporada.

El polen

Se plantea una primera pregunta: ¿es frecuente la alergia al polen en el agricultor? Las polinosis no son demasiado frecuentes en el medio rural. El campesino se queja poco, efectivamente, de fiebre del heno o de asma polínica. El habitante de una ciudad que va al campo parece sensibilizarse más fácilmente.

El ganado (alergia a los animales)

Las sensibilizaciones son relativamente escasas pero existen, en particular a los bovinos. La alergia a la lana de oveja parece menos frecuente. La alergia a los bovinos es más frecuente en las grandes ganaderías industriales, ya que hay un gran número de animales. Generalmente, la crisis aparece directamente por contacto con los animales o poco tiempo después. La alergia a las escamas de caballo no es demasiado corriente ya que este animal ha sido sustituido por maquinaria. Se presentan algunas sensibilizaciones a los conejos.

Los animales de corral

Encontramos anticuerpos contra el suero y los excrementos de pollo. Son típicas las crisis en los gallineros, o a veces en los alrededores de estos. Aparte de las alergias llamadas «a las plumas», es posible encontrar una sensibilización a los ácaros. Las especies avícolas son parasitadas por una gran variedad de ácaros, en particular el *Ornithonyssus sylvarium*.

Los cereales

La soja es muy utilizada en la alimentación animal y puede ser fuente de alergia. La cebada es también un alimento del ganado causante de sensibilizaciones. Durante el proceso de almacenamiento de cereales también pueden producirse sensibilizaciones por los antígenos de granos, pólenes, artrópodos, actinomices o mohos.

Los productos utilizados por los agricultores

• *Los insecticidas*
— organofosforados: Paratión, Mutatión, Azinfos;
— carbamatos: Sevin;
— vegetales: Piretrinas, Rotenoides.

• *Los fungicidas*
— Ditiocarbamatos: Vapam, Ziram, Maneb.

Algunos agricultores están sujetos a un riesgo especial en las siguientes actividades:
— producción de maíz (alergias a los granos y a mohos como el *Ustilago fusarium*);
— cría de gusanos de seda;
— cultivo de manzanas, con sensibilización a los ácaros del manzano;

— huerto (problemas de mohos);
— ensilaje;
— manipulación de café verde;
— cría de pájaros;
— manipulación de alfalfa;
— quesos;
— manipulación de aceite y de orujo (ricino).

El agricultor también podrá desarrollar otras enfermedades respiratorias vinculadas al entorno, como la alveolitis alérgica, de la que ya hemos hablado en otro capítulo. Los productos utilizados en la agricultura pueden ser responsables de cáncer bronco-pulmonar, fibrosis o edemas pulmonares, enfermedades sobre las que en este libro no trataremos.

LOS PANADEROS

El asma es muy frecuente y afecta a un 15 - 20 % de estos profesionales. Generalmente, la persona afectada se sensibiliza más o menos rápidamente (de unos meses a muchos años), sobre todo a las harinas de trigo, de centeno, cebada y avena, pero también al polen, los mohos e insectos como el gorgojo de trigo (*Sitophilus granarius*, *Tyroglyphus farinae*, etc.). Frecuentemente el asma del panadero va acompañada de rinitis, conjuntivitis y asma. El diagnóstico es bastante fácil, ya que la profesión orienta hacia este tipo de asma. Las crisis se presentan frecuentemente en el trabajo, observándose una mejoría durante las vacaciones.
El diagnóstico se establecerá a partir de pruebas cutáneas, de búsqueda de IgE específicas y por una prueba realista. Esta última consiste en hacer manipular los productos inte-

resados, en especial la harina, al afectado, controlando su función respiratoria de manera repetida antes y después de la manipulación.

LOS VETERINARIOS Y EL PERSONAL DE LABORATORIOS (CON ANIMALES)

El veterinario tendrá numerosas ocasiones de sensibilizarse por contacto con animales de compañía o ganadería.
Las alergias a los animales de laboratorio (ratones y ratas) no es algo excepcional en estos lugares. Las sustancias alergizantes o alergenos responsables son las proteínas urinarias y la saliva que encontramos en los pelos, ya que estos animales se lamen continuamente. Como en el caso del agricultor, habrá que pensar en el entorno de estos animales y en las alergias posibles a los alimentos utilizados. También pueden producirse sensibilizaciones a insectos y a ácaros en laboratorios dedicados a su cría. Estos animales son utilizados generalmente para probar insecticidas, acaricidas, etc.

LOS CARPINTEROS, LOS ARMADORES Y LOS TRABAJADORES DEL BOSQUE

Aparte de las sensibilizaciones a los mohos que ya hemos citado, estas personas pueden presentar reacciones a la madera, a las colas o a los productos de tratamiento de la madera. Afortunadamente, estas alergias no son muy frecuentes y son pocos los trabajadores que las padecen.

LOS PELUQUEROS

Posible sensibilización a la alheña o a los persulfatos utilizados en los tintes de pelo.

LAS INDUSTRIAS CONSERVERAS

Posible sensibilización a numerosas sustancias: polvo de pescado, marisco, mohos, vanillina, polvo de ajo, etc.

Nos llevaría mucho tiempo enumerar todas las profesiones que entrañan riesgo de alergias, ya que en la industria se utiliza un gran número de sustancias. Resumiremos en un cuadro las principales actividades profesionales susceptibles de ser afectadas. Hay que saber que cada año la lista de alergias profesionales aumenta. Algunas publicaciones señalan las nuevas alergias descubiertas.

PROFESIONES EXPUESTAS A RIESGO DE ASMA

Profesiones	Sustancias alergenas
Agricultor	Polen, mohos, ácaros de almacén, insectos, productos diversos, fáneros de animales, alimentos para animales
Controlador de silos para grano	Mohos, actinomicetos, insectos, *Artrópodos*
Jardineros	Polen, mohos, ácaros
Panaderos	Polvo de harina (trigo, centeno, avena), polen, mohos, insectos, ácaros
Veterinarios, personal en contacto con animales de laboratorio	Animales

PROFESIONES EXPUESTAS A RIESGO DE ASMA (sigue)

Profesiones	Sustancias alergenas
Peluquero	Productos de los tintes, decolorantes (alheña, persulfatos), lacas, goma
Carpintero	Maderas, en particular las exóticas, colas de madera, mohos
Industria alimentaria	Polvo de huevo, enzimas, colorantes, ácaros de almacenaje, mariscos, polvo de pescado
Industria textil	Tintes de tejidos, imprimaciones (formaldehídos), fibras naturales: seda, algodón, lana, yute, cáñamo, fibras artificiales, lino
Industria química	Aminas aromáticas, alifáticos y alicíclicos, fabricación de resinas, producción de isocianatos, formaldehídos
Industria farmacéutica	Asma a ciertos antibióticos, albúmina
Personal médico	Formaldehídos, antibióticos
Industria de plásticos y metales	Metales, soldadura, pintura, electrónica, sulfato de níquel, cromatos alcalinos, fluoruro y sulfato de aluminio, hexacloroplatinato de amoníaco

PROFESIONES EXPUESTAS A RIESGO DE ASMA (sigue)

Profesiones	Sustancias alergenas
Taller de soldadura	Productos de pirólisis, aldehídos alifáticos, cloro
Frabicación y utilización de pintura	Pinturas, barnices, colas, isocianatos
Industria electrónica	Propilenoglicol, aminoetiletanol, aminas, resinas orgánicas

¿ES FÁCIL DIAGNOSTICAR UN ASMA PROFESIONAL?

No es fácil diagnostir un asma profesional. Si bien algunas profesiones orientan especialmente acerca de la posibilidad de alergias, como en el caso del panadero o el carpintero, el diagnóstico puede ser muy difícil en otras profesiones. Primero es necesario identificar las sustancias eventualmente implicadas e intentar saber si existe algún riesgo conocido en la empresa. Luego hay que verificar la responsabilidad del producto. Si cabe la posibilidad de un mecanismo alérgico, se practicarán pruebas cutáneas, búsqueda de IgE específicas y, llegado el caso, una *prueba realista*. Esta última prueba consiste en provocar el asma reproduciendo las condiciones de trabajo en un laboratorio de exploración funcional respiratoria; por ejemplo, al panadero se le hará manipular su harina y, en caso de alergia, se constatará que su función respiratoria está muy trastornada y modificada después de la manipulación. En algunos casos la prueba puede resultar peligrosa como en el asma ante los isocianatos. En este caso concreto, la prueba realista se llevará a cabo en un centro universitario, en un lugar acondicionado para este tipo de experiencias. Una gran cantidad de isocianatos dejados en libertad puede, efectivamente, ser peligrosa, por lo que la cabina deberá ser hermética.

En otros casos es difícil reproducir las condiciones de trabajo. Se puede utilizar un espirómetro. Se pedirá al interesado que anote regularmente su rendimiento máximo durante el trabajo y fuera de este para ver si la exposición profesional comporta un cambio.

ELEMENTOS QUE PUEDEN HACER PENSAR EN UN ASMA PROFESIONAL

El hecho de que se produzca una mejora considerable durante los fines de semana o en vacaciones es un elemento orientativo. No sucede siempre, ya que en un estado evolucionado una mejoría clínica durante el paro en el trabajo es poco evidente y puede tardar en producirse, a veces, varias semanas o meses.

La supresión del riesgo profesional es indispensable, de aquí el interés de estas pruebas. Incluso si la persona cambia de profesión, existe el riesgo de que el asma persista.

* * *

Historias reales

• *Alergia al caballo*
La señora D se ha dejado convencer por su marido para practicar la equitación. Seis meses más tarde, experimenta una molestia respiratoria cada vez que va al picadero.

Consciente del problema decide abandonar esta actividad, pero continúa sufriendo crisis violentas cada vez que su marido regresa del círculo hípico y en cuanto ella entra en contacto con la ropa que él lleva para la práctica de su deporte favorito.

El señor F tiene el mismo problema. Su mujer está en contacto con caballos por su profesión. A veces él la ayuda en su trabajo. En estas ocasiones acusa dificultades respiratorias. Nosotros no podemos hacer más que desaconsejar la práctica de la equitación a las personas susceptibles de alergia.

• *Alergia a los insectos*
El señor C trabaja en un laboratorio especializado en la experimentación de insecticidas. En esta multinacional se prueba regularmente la eficacia de nuevos productos, siendo necesaria la cría de diferentes insectos sobre los que aplicar las sustancias. El señor C está en contacto con numerosas especies, alguna especialmente alérgenas. Sufre crisis de asma desde hace algunos meses sin haber presentado anteriormente antecedentes alérgicos y experimenta una mejoría durante las vacaciones. Las pruebas alérgicas confirmarán la sensibilización a diferentes insectos. Afortunadamente ha sido posible un cambio de empleo. Actualmente el señor C no sufre crisis de asma y su función respiratoria se ha normalizado después de algunos meses.

ASMA Y MEDICAMENTOS

Los medicamentos también pueden provocar asma por diversos mecanismos.

El asma y la aspirina

Este tipo de asma se halla con frecuencia asociado a una poliposis nasal. Observamos, en principio, esta relación: *Asma habitualmente grave*, *intolerancia a la aspirina* (y ocasionalmente a otros antiinflamatorios), *poliposis nasal*. Uno de estos elementos puede no aparecer.

No se trata de una verdadera alergia con un mecanismo IgE dependiente, motivo por el que no hablaremos de alergia sino de intolerancia a la aspirina.

Los sulfitos

Aparecen en numerosos medicamentos como conservantes. Como ya hemos visto, normalmente los sulfitos producen fenómenos cutáneos, en especial, edema de Quincke y urticarias.

En caso de intolerancia a los sulfitos se observa un asma bastante importante, agravado cuando la contaminación atmosférica aumenta.

Paradójicamente, podemos encontrar sulfitos en medicamentos antiasmáticos: algunos broncodilatadores en aerosol y algunas cortisonas.

Por tanto, es recomendable que las personas que conocen su sensibilización a los sulfitos comprueben que estos no aparecen como conservante en los medicamentos que ingieren.

En España ningún aerosol contiene sulfito. El riesgo queda limitado a la ingestión de un medicamento de este tipo durante un viaje al extranjero.

Son numerosos los alimentos que contienen sulfitos. Es conveniente consultar los envases:

E **220** = anhídrido sulfuroso o dióxido de azufre (SO_2)
E **221** = sulfito de sodio
E **222** = sulfito ácido de sodio
E **223** = metabisusfito de sodio
E **224** = metabisulfito de potasio
E **226** = sulfito de calcio
E **227** = bisulfito de calcio

La sensibilización a los sulfitos es frecuente, ya que entre el 4 y el 10 % de los asmáticos la padecen.

LA TARTRACINA

Es un colorante de color amarillo que puede provocar un broncoespasmo. Esta etiología no es demasiado frecuente. Este producto, en efecto, ha sido eliminado de un gran número de medicamentos.

LOS ANTIHIPERTENSORES

Los betabloqueadores, prescritos normalmente en caso de hipertensión arterial, por regla general están totalmente contraindicados en el asma ya que pueden acarrear un agravamiento notable . Algunos colirios utilizados en casos de glaucoma contienen también betabloqueadores, que al pasar a la circulación general producen el mismo efecto en los bronquios.

Los inhibidores de la enzima de conversión de la angiotensina

Estos medicamentos pueden agravar un asma, aunque normalmente el efecto secundario se limita a una tos crónica. Aquí los inconvenientes sólo se presentan en menos del 1 % de las personas que los toman.

En caso de hipertensión arterial, es conveniente comunicar al neumólogo los medicamentos tomados para esta afección.

Los medicamentos antiasmáticos

Como ya hemos visto, algunas cortisonas y aerosoles dosificadores contienen sulfitos.

El *cromoglicato de sodio* muy raramente puede agravar una crisis de asma y excepcionalmente provocar episodios alérgicos.

La preparación de algunos medicamentos, normalmente antibióticos o determinadas enzimas, también puede originar un asma profesional.

Esta lista no es completa, pero recordemos que el asma a los medicamentos no es demasiado frecuente.

ASMA Y VASCULITIS

Determinados asmas pueden ser reveladores de otras afecciones. Estos casos, afortunadamente, se presentan con poca frecuencia, pero vale la pena señalarlos aquí.

LAS VASCULITIS ALÉRGICAS

Son enfermedades poco frecuentes, que nos limitaremos a citar. El médico debe tener presente la existencia de estas afecciones. Mencionaremos sólo la enfermedad de Churg y Strauss y la panarteritis nodosa.

La enfermedad de Churg y Strauss

Es la más frecuente. La persona afectada presenta asma después de un tiempo variable. Este asma aparece en edad adulta y, de entrada, es grave, exigiendo rápidamente una corticoterapia.

Más tarde aparecerán otras manifestaciones de la enfermedad que sugerirán este diagnóstico. Normalmente el pulmón resulta afectado, pero también puede afectar otras zonas como la piel, las articulaciones y el aparato digestivo.

Una de las características de esta enfermedad es la presencia de un gran número de eosinófilos en la sangre. Para determinar el diagnóstico es necesario practicar varias biopsias de los órganos afectados. Todavía se saben pocas cosas de esta afección. Es posible que la presencia de factores atópicos la favorezcan. El tratamiento se basa esencialmente en corticoides.

La panarteritis nodosa

El asma puede ser revelador, precediendo a otras manifestaciones de esta enfermedad. En la mayoría de casos se trata de un asma rebelde al tratamiento. A menudo se advierte un decaimiento del estado general y algo de fiebre. Se buscarán otros signos de la afección. Puede afectar a numerosos órganos que, sin embargo, no serán tratados en este libro. No todas las panarteritis van acompañadas de asma, mientras que en la enfermedad de Churg y Strauss está siempre presente. Como ya hemos dicho, estas enfermedades son muy poco frecuentes. Ellas demuestran que el diagnóstico del asma no puede hacerse a la ligera y que debe realizarse un chequeo completo para buscar todas las etiologías posibles.

ASMA ASOCIADA A CIERTOS PROBLEMAS DIGESTIVOS

Aunque pueda parecer extraño, ciertos problemas digestivos pueden ser responsables de asma. ¿Qué mecanismos intervienen?

EL REFLUJO GASTRO-ESOFÁGICO

El reflujo gastro-esofágico consiste en la subida de los ácidos gástricos al esófago. Todo el mundo ha experimentado este reflujo alguna vez, sobre todo, después de las comidas. Es muy frecuente en los lactantes. Un reflujo es patológico cuando existe una sintomatología asociada y determinadas lesiones, en concreto una inflamación del esófago con esofagitis.

Esta subida de ácido puede estimular los receptores en el esófago bajo, provocando asma por acción refleja. Es posible que una pequeña cantidad de líquido gástrico sea absorbido por los bronquios, estimulando así los receptores bronquiales sensibles a los irritantes.

El reflujo es, normalmente, una complicación del asma. Ciertas deformaciones anatómicas conllevan un peor funcionamiento del esfínter inferior del esófago. Puede producirse una especie de círculo vicioso: el asma ocasiona un reflujo gastro-esofágico, este por reflejo provoca el cierre de los bronquios, etc. Algunos medicamentos contra el asma propician este fenómeno. La experiencia demuestra, sin embargo, que no es necesario parar este tipo de tratamiento, en concreto el de teofilinas.

Algunas particularidades pueden sugerir un asma en parte vinculado a un reflujo gastro-esofágico. La tos precede a menudo al asma. Normalmente es nocturna. En algunos casos se observarán signos digestivos como ardores, dolores retroesternales y dificultades en la deglución. Se pueden producir afonías. Una vez sugerido este diagnóstico, es indispensable acudir a la consulta de un gastroenterólogo, quien realizará un chequeo completo. Describamos brevemente algunas de estas pruebas especializadas.

• La pH-metría es la prueba más importante.
Consiste en la medición y anotación del pH del esófago bajo durante un período que puede comprender, según la técnica, entre tres y veinticuatro horas. Se contará el número de reflujos y su duración. Esto permitirá distinguir, según las cifras encontradas, los reflujos psicológicos de los patológicos. Se constata un paralelismo claro entre los retrocesos nocturnos y la patología asmática.

• La escintigrafía esofágica es muy poco practicada.

• La endoscopia no aporta más que signos indirectos.

• Las radiografías digestivas clásicas son normalmente insuficientes para confirmar un retroceso patológico.

Tratamiento del reflujo

El tratamiento médico antireflujo mejorará la sintomatología asmática en algunos casos, pero a menudo la hiperreactividad de los bronquios permanercerá y se verá poco influenciada por el tratamiento. Se puede proponer una solución quirúrgica para el reflujo gastro-esofágico, pero no es demasiado necesaria ya que no cura al enfermo asmático. Es aconsejable evitar ciertas posiciones que favorecen la subida de los ácidos, como inclinarse hacia delante o dormir boca arriba. Se evitará comprimir el estómago con pesos pesados o ropas demasiado ajustadas. Las comidas serán muy frecuentes y poco abundantes.

ASMA Y ALIMENTACIÓN

Se recomienda una alimentación sana y equilibrada. Todo exceso de peso acarrea un trabajo ventilatorio suplementario, lo que puede agravar las dificultades respiratorias. El problema puede existir desde la infancia. El niño enfermo está superprotegido por su familia y, por lo general, practica poco el deporte. Los padres consideran a menudo, equivocadamente, un aspecto de «buena salud» lo que en realidad corresponde ya a un claro sobrepeso. No volveremos a tratar aquí el problema de las alergias alimentarias, puesto que ya lo hemos comentado.

ASMA ANTE EL EJERCICIO

EL ASMÁTICO Y EL DEPORTE

El asma ante el ejercicio es frecuente. Se trata en este caso de un síntoma, no de una enfermedad. La práctica de un deporte no provocará la aparición de una enfermedad asmática: no interviene más que como factor desencadenante. En el niño y el adolescente este síntoma es con frecuencia mal vivido. El niño abandona fácilmente la práctica deportiva, separándose así de las actividades de sus compañeros de clase y de juego. Esto puede evitarse en la mayoría de los casos.

El asma en el ejercicio aparece en el momento de realizar un esfuerzo o, con mayor asiduidad, cuando este cesa. Determinados deportes son más tolerados que otros, siendo importantes las condiciones de humedad y temperatura en la aparición de estas crisis; un ejercicio concreto será bien tolerado en una atmósfera caliente y húmeda, pero no en una fría y seca.

El *mecanismo del asma del deportista* no está completamente elucidado. Para esfuerzos de una cierta intensidad, se advierte una determinada hiperventilación con respiración bucal, resultando imposible la respiración nasal. Se constata un enfriamiento y una pérdida de agua en los bronquios, lo que puede ocasionar una liberación de mediadores por los mastocitos, numerosos en las vías aéreas, o bien un reflejo del vago. Ambas reacciones causan un broncoespasmo. También hay receptores bronquiales sensibles a las vibraciones que podrían intervenir. El diagnóstico es generalmente fácil. El interesado nota cómo determinados ejercicios, normalmente las carreras, provocan una respiración sibilante y tos pasados de unos diez a quince minutos después de haber realizado el ejercicio. Puede establecerse un diagnóstico preciso haciendo practicar al individuo ejercicios sobre un andador o en una bicicleta estática y vigilando la evolución de la función respiratoria.

¿HAY QUE EVITAR DETERMINADOS DEPORTES?

Se ha propuesto una clasificación de los deportes según su riesgo asmógeno. En realidad, se debe matizar. El médico juzgará en función del caso. Evidentemente deberán evitarse los deportes muy violentos, así como los que implican un riesgo alérgico, como por ejemplo la equitación. La natación será, por el contrario, el deporte más recomendado, ya que se practica en un ambiente caliente y húmedo, por lo tanto bien tolerado. En la medida de lo posible, se evitarán las exenciones de gimnasia en la escuela. Sería deseable educar a los monitores de educación física respecto al problema asmático. Abordaremos este tema al final del libro, en el capítulo «El asmático y el deporte».

ASMA E INFECCIONES

La visita al médico suele estar motivada por un agravamiento de la enfermedad asmática, que el enfermo atribuye a un resfriado o a una infección bronquial reciente. El papel de las infecciones respiratorias en el desencadenamiento y evolución del asma ha sido discutido durante mucho tiempo. Actualmente, la relación parece clara.

Las enfermedades víricas son responsables en la mayoría de casos de las infecciones respiratorias; las infecciones bacterianas aparecen fácilmente después de un ataque vírico.

Algunos asmáticos presentarán virosis sin ningún silbido, mientras que otros sufrirán un aumento de su disnea y de sus crisis. En el niño, el riesgo de aparición de asma como consecuencia de una enfermedad vírica es importante. Se advierte en particular una correlación estrecha entre el ataque del virus respiratorio sincitial y el asma.

En el 40 % de los casos el asma del niño parece estar provocado por una virosis. El papel de las alergias en la etiología del asma del niño lactante parece ser menos importante como factor desencadenante que las afecciones víricas. El mecanismo por el que la infección vírica está en el origen de la hiperreactividad bronquial todavía no se conoce por completo.

ASMA INTRÍNSECA

¿EXISTE EL ASMA INTRÍNSECA, REALMENTE?

La pregunta puede plantearse de este modo. ¿Estamos realmente seguros de poder eliminar toda causa alérgica en un individuo, o bien nuestros medios diagnósticos son insuficientes para encontrar la etiología alérgica precisa de determinadas asmas? Además, como ya hemos visto, los factores exteriores, incluso los no alérgicos, intervienen en el asma. Mantendremos, sin embargo, el término de intrínseco para las asmas en las que ninguna etiología alérgica ha sido puesta de manifiesto.

Algunas características distinguen este tipo de asma de las alérgicas.

CARACTERÍSTICAS DEL ASMA ALÉRGICA

• Normalmente uno o varios parientes próximos padecen asma, fiebre del heno, urticarias, eczemas o alguna otra afección alérgica.

• Se encuentran frecuentemente antecedentes personales de alergia: por ejemplo, eczemas durante la infancia.

• El asma aparece, por lo general, durante la infancia, en muy pocos casos a partir de los treinta años.

• El chequeo alérgico es positivo.

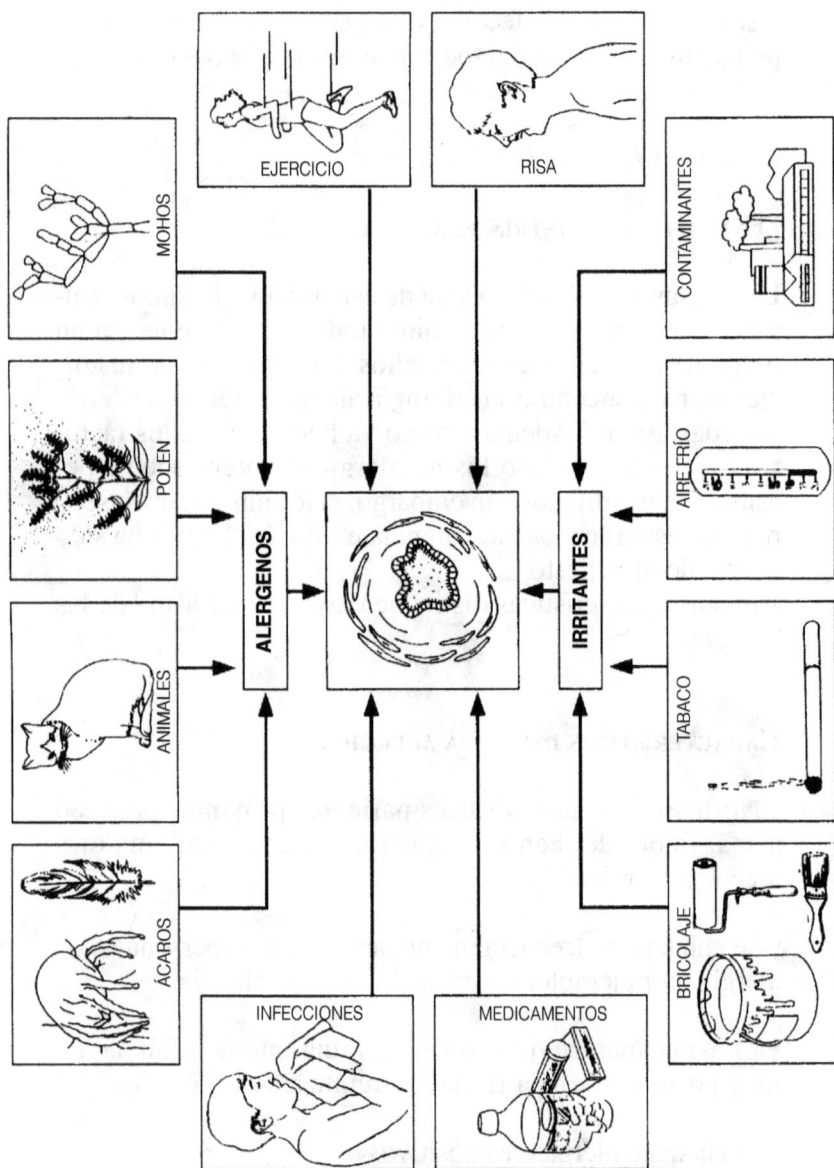

EJERCICIO

RISA

MOHOS

CONTAMINANTES

POLEN

AIRE FRÍO

ALERGENOS

IRRITANTES

ANIMALES

TABACO

ÁCAROS

BRICOLAJE

INFECCIONES

MEDICAMENTOS

106

CARACTERÍSTICAS DEL ASMA INTRÍNSECA

• No hay ningún pariente alérgico ni indicio familiar de alergia ni antecedente alérgico personal.

• El asma aparece tardíamente, a menudo en edad adulta.

• El chequeo alérgico es negativo.

A modo de resumen podríamos decir que lo que no es alérgico es intrínseco. En realidad, las cosas son más complejas, y algunos factores desencadenantes de crisis en casos de asmas intrínsecas desencadenarán también crisis en el alérgico. El hecho de hablar de asma alérgica no implica que toda crisis de asma esté vinculada al contacto con un alergeno. La exposición a sustancias alergenas mantiene la hiperreactividad bronquial en el alérgico. Como consecuencia de esta hiperreactividad, la persona reaccionará a numerosos factores desencadenantes incluso no alérgicos.

¿El asma es una enfermedad psicosomática?

La enfermedad asmática no es imaginaria o psicológica. Los capítulos precedentes muestran bien la realidad de las afecciones bronquiales. Hemos tratado hasta aquí de hechos. Esto no excluye que haya una interrelación entre los hechos clínicos y el psiquismo del interesado. Hablar de enfermedad psicosomática en el caso del asma es una simplificación excesiva, que encierra el peligro de pasar por alto aspectos esenciales de esta enfermedad. Sin embargo, es evidente que algunas situaciones de angustia e inseguridad y conflictos pueden influir en la evolución del asma. Expondremos algunos ejemplos. No existe una personalidad típica en el caso del asmático. Esta enfermedad puede afectar a cualquier persona. Los asmáticos tienen un psiquismo idéntico al del resto de la población. Se constatará, a veces, una emotividad considerable, sentimientos de inseguridad y, sobre todo, una gran angustia. La enfermedad en sí misma sustenta este tipo de sentimientos, ya que el interesado no sabe si está en peligro de nuevos agravamientos y conoce mal su futuro a largo plazo. La ansiedad es inconscientemente alimentada por los propios médicos que piden al interesado un autocontrol y el cumplimiento de algunas reglas, sobre todo, en relación al entorno. Los padres de asmáticos están angustiados y protegen en exceso a sus hijos. Existe el riesgo de que se desarrolle un sentimiento de dependencia respecto al entorno familiar y médico. La crisis de asma puede representar una llamada, un medio de expresión que traduce una dificultad en la comunicación; el niño querrá llamar la atención de su madre. El entorno familiar debe ser consciente de este tipo de problema, ya que tan sólo la verdadera comprensión de la enfermedad y sus implicaciones en un terreno tan complicado como el de la psicología permitirá una mejora de ciertas tensiones y conflictos. En un reducido número de casos, será necesario recurrir a técnicas de relajación como el entrenamiento autógeno de Schultz.

En realidad, tampoco hay que exagerar la participación psíquica ocasional. El asma es una enfermedad orgánica en la que los bronquios están claramente afectados y que se asocia a problemas alérgicos frecuentes. El tratamiento de esta afección es ante todo médico. Es evidente que una enfermedad angustiante, que puede causar cierta incapacitación, será mejor o peor vivida. No se trata de una anomalía psicológica, sino de una consecuencia natural. Es necesario que el afectado hable de su asma y de las dificultades eventuales ocasionadas por la vida cotidiana.

El hecho de considerar esta afección como psicosomática conlleva el riesgo de mantener un tratamiento médico insuficiente, indispensable tratándose de asma. Esta actitud no puede atribuirse más que a alguien que no conozca realmente esta enfermedad.

Todo asmático en un momento determinado tiende a cansarse de sus medicamentos. Sintiéndose bien no seguirá el tratamiento, o lo hará de modo insuficiente. Finalmente, el abandono de este irá seguido de un agravamiento o una vuelta evolutiva de su enfermedad. Se habla frecuentemente de mal cumplimiento del enfermo. En realidad, sentirse dependiente de los medicamentos es angustioso, siempre se espera acabar con ellos, sobre todo cuando uno se siente mejor. El asma es poco diagnosticado y muy poco tratado. Es indispensable que esta situación cambie para que los asmáticos acudan a tiempo al médico, y no cuando su estado ya esté muy evolucionado. Una mejor atención al conjunto de los asmáticos es deseable para evitar posibles agravamientos y muertes inútiles.

El médico deberá explicar detalladamente una y otra vez las razones de su tratamiento, y en particular de su tratamiento de base. Hay que ser consciente de que la crisis no es más que la parte visible del iceberg. Un tratamiento bien llevado cambia las expectativas del enfermo no sólo a corto sino a largo plazo. Puede resultar fastidioso saber a los veinticinco años que durante toda la vida será necesario seguir un tratamiento, por mínimo que sea. Es bien normal aceptar este hecho con dificultad y alguna reticencia, lo cual no tiene nada de psicosomático. El médico deberá ayudar al enfermo a vivir lo mejor posible con su asma. La práctica de deporte será, a menudo, aconsejable. El deporte se elegirá en función de las capacidades del paciente. Más adelante volveremos a hablar de este tema.

El asma no es, pues, una enfermedad de origen psíquico, sino una enfermedad orgánica de los bronquios. El médico debe hablar con el enfermo. Ser asmático no debe ser vivido dolorosamente. Se trata de personas normales, para las que la enfermedad no debe provocarles una desventaja. La actividad deportiva en la mayoría de los casos es posible.

* * *

Historias reales

Estos diferentes ejemplos demuestran que el enfermo asmático debe ser considerado un todo, en el que la esfera psicológica no puede ser infravalorada. Se correría el riesgo de ignorar una variable de la enfermedad y aplicar numerosas terapias antiasmáticas que podrían evitarse si se hubiera tenido en cuenta este aspecto y se hubiera cuidado con una mejor comprensión por parte de los familiares o adoptando medidas psicoterapéuticas.

Esto no debe ser como el árbol que no deja ver el bosque: considerar la enfermedad asmática psicosomática es peligroso. Si bien es cierto que el psiquismo interviene en determinados casos, no puede decirse que el asma sea más psicosomático que una úlcera de estómago o cualquier otra dolencia. Cualquier enfermedad crónica y angustiante tendrá inevitablemente implicaciones psicológicas.

• *Problemas profesionales en el adulto*
El señor D. se encuentra en una situación precaria en el campo profesional. Es un ejecutivo despedido a consecuencia de problemas en su empresa. Después, no ha conseguido más que contratos provisionales y finalmente, se halla en el paro, sin grandes esperanzas de encontrar un empleo estable a corto plazo. Paralelamente a estas dificultades profesionales, se produjo un agravamiento claro de su asma no explicable por ningún factor desencadenante alérgico u otros motivos.

Citemos el caso del empresario obligado a despedir a un número considerable de empleados para asegurar la supervivencia de su empresa. Sus dificultades respiratorias se intensifican, y una vez se supera la crisis financiera estas mejoran.

• *Crisis en el consejo de administración*
El señor C, de cincuenta y dos años, sufre pocas crisis de asma. Estas son en gran medida la expresión de su angustia, ya que las padece regularmente algunas horas antes de la

reunión del consejo de administración de su empresa. En este caso serían de gran ayuda las técnicas de relajación, o incluso la ingestión de ansiolíticos.

• *¡Problemas «profesionales» en el niño!*
En un mismo registro, puede citarse el caso de Bernardo: sus crisis se repiten cada año antes del comienzo del curso escolar para desaparecer algunas semanas más tarde, cuando se ha adaptado a su nueva clase. O el caso de Carolina, que tendrá crisis cuando se acerquen los exámenes. Manuel, de ocho años, presenta crisis cada vez que le toca someterse a un chequeo alérgico, hasta el día que se le cite para hacerle las pruebas sin previo aviso.

• *Las situaciones de tensión, conflicto y ansiedad pueden también deberse a problemas familiares, conyugales, de relación padres-hijos, etc.*
M. siempre ha vivido en un ambiente familiar difícil. Sus primeras dificultades respiratorias se remontan a la adolescencia, cuando sus padres se divorcian después de constantes conflictos. Nuevo agravamiento diez años más tarde, en el momento de un cambio de situación familiar. Ella no asume el segundo matrimonio de su padre y el nacimiento de un niño de esta nueva familia.
Ha asimilado mal esta armonía familiar, que no existía más que cuando ella era niña.

El tratamiento

GENERALIDADES

Llegados a este punto, los datos son los siguientes: se conoce el tipo de asma del individuo y los factores que desencadenan las crisis o agravan el asma, y se consideran las consecuencias funcionales.

El tratamiento se ha basado siempre en la realización y reducción del número de crisis mediante un tratamiento sintomático. Actualmente sabemos que esto es insuficiente en un gran número de casos. Es necesario intentar reducir la hiperreactividad bronquial y luchar contra los diferentes parámetros que intervienen al respecto, en concreto la inflamación.

No podemos contentarnos con curar los síntomas y contemplar la situación a corto plazo; es necesario prever a largo plazo. Lo que se decide hoy como tratamiento puede tener consecuencias dentro de diez, veinte o treinta años. Una persona bien tratada y bien controlada no tendrá el mismo futuro que otra que toma irregularmente sus medicamentos, o que estos han sido mal adaptados a su caso.

El médico debe administrar el capital de salud de su paciente, de modo semejante a un banquero a quien se le pide que mejore un plan de jubilación; si el financiero es honesto no se limitará a proponer soluciones a corto térmico, ya que se trata de conseguir una vejez tranquila. El neumólogo, e incluso el pediatra, debe tener la misma actitud y asegurar al asmático una vida confortable hasta una edad bien avanzada. Esto implica un tratamiento suficiente para que la enfermedad no se agrave o no evolucione ocasionalmente hacia un problema respiratorio grave que invalide al interesado. Hay que tener en cuenta los posibles efectos secundarios nocivos de ciertas terapias, y no deben administrarse más que medicamentos específicos.

Nadie debería morir de asma. Es necesario que los profesionales del mundo de la medicina estén informados correctamente sobre la enfermedad asmática. Es indispensable que haya una buena coordinación entre el médico de cabecera, los hospitales, los especialistas y los de medicina general. Debe existir una continuidad en los cuidados y un consenso entre las personas encargadas de asegurar estos cuidados. El tratamiento de una persona en particular no es necesariamente adecuado para otra distinta.

Con frecuencia se le pide al médico que recete cierto medicamento que ha ayudado a un vecino. El asma es una enfermedad compleja en la que intervienen múltiples factores. El tratamiento está adaptado a cada caso. No debería repetirse más este tipo de exigencia. Algunos enfermos piden tratamiento cuando nada lo justifica; otros, por el contrario, lo rechazan porque conocen un caso en el que no ha sido eficaz, e ignoran que en su caso esa terapia tiene grandes posibilidades de éxito.

Para curarse bien, es preciso que el paciente esté bien informado. Esta información puede adquirirla planteando preguntas a los médicos o leyendo folletos o libros sobre el tema. Pero, atención, seleccione las lecturas. Habrá que desconfiar de ciertas técnicas dudosas o de medicinas alternativas sobre las que ya volveremos a hablar.

LOS DIFERENTES TIPOS DE INHALADORES

Muchos de los medicamentos antiasmáticos se presentan en forma de inhaladores. Antes de hablar de ellos, veamos en qué consisten.

LOS AEROSOLES DOSIFICADORES

Son los más utilizados. En realidad, debido al acceso directo a los bronquios la cantidad de medicamento necesaria es poco importante. Estos aerosoles son, muy a menudo, mal utilizados. Para una mayor eficacia, es necesario tener una buena técnica de aplicación. En algunos casos la maniobra es difícil, en particular para los niños y ancianos. Los aerosoles no pueden ser utilizados antes de la edad de tres, cuatro años. Deberá rechazarse totalmente su uso antes de esta edad. En estos casos se propondrá un inhalador de polvo o una cámara de inhalación.

LAS CÁMARAS DE INHALACIÓN

El aerosol dosificador está aquí conectado a un accesorio: la cámara de inhalación. El producto formará una especie de nube en el aparato. La técnica es mucho más fácil y el producto penetra mejor en los bronquios. Estas cámaras de inhalación, para ser eficaces, deben ser bastante grandes. Esto muchas veces es considerado un inconveniente, sobre todo en relación con los desplazamientos. Acaban de aparecer en el mercado nuevas cámaras de inhalación plegables. Aquí también la técnica de inhalación será verificada por el médico.

LA UTILIZACIÓN CORRECTA DE UN AEROSOL DOSIFICADOR

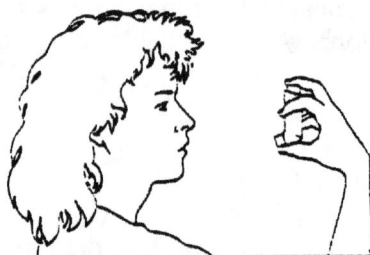

1. Retirar el tapón protector, agitar enérgicamente el aerosol.

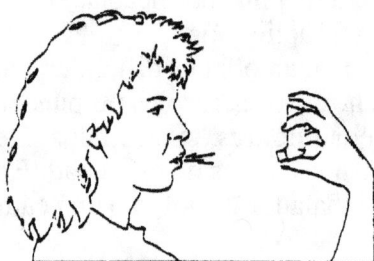

2. Espirar a fondo, vaciar los pulmones.

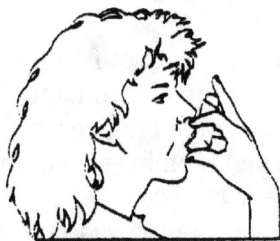

3. Introducir el aerosol en la boca y cerrar los labios. Otra solución: mantener el aerosol a 3 centímetros delante de la boca perpendicularmente al eje de la boca.

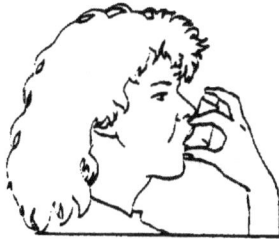

4. Apoyar sobre la parte metálica e inspirar a fondo.

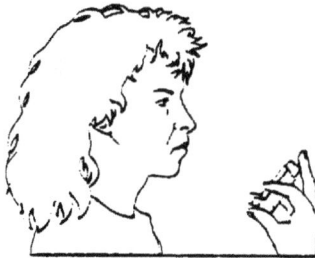

5. Retener la respiración de 5 a 10 segundos para que el producto se deposite en los bronquios.

CÓMO SABER SI EL AEROSOL ESTÁ LLENO O VACÍO

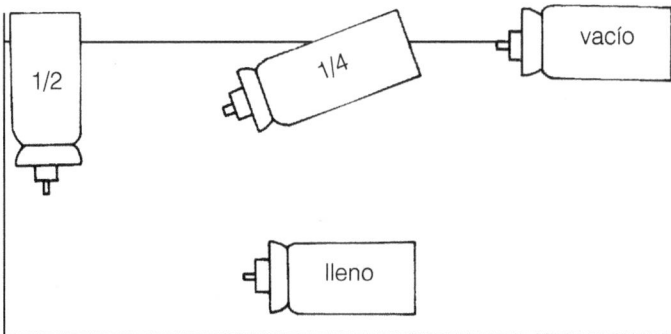

1/2

1/4

vacío

lleno

LA CÁMARA DE INHALACIÓN: MODO DE EMPLEO

• Agitar el aerosol dosificador.
• Adaptarlo a la cámara.
• Soltar una dosis de producto presionando el aerosol dosificador.
• Espirar y seguidamente colocar el embudo bucal de la cámara entre los labios, cerrando la boca alrededor del orificio.
• Mantener el aparato horizontal.
• Inspirar lenta y profundamente por la boca.
• Retener la respiración al menos durante unos 10 segundos o tanto tiempo como sea posible.
• Espirar e inspirar de nuevo lenta y profundamente por la boca.
• Volver a retener la respiración algunos segundos y espirar de nuevo.
• Es indispensable limpiar el material con regularidad.

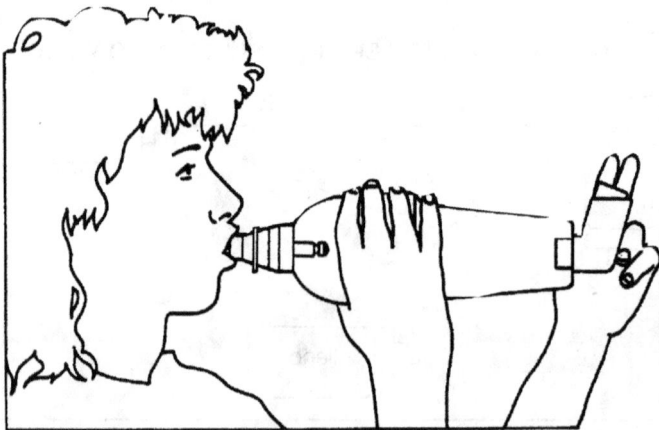

LOS INHALADORES DE POLVO

El medicamento se presenta en forma de polvo, contenido en una cápsula o en el alveolo de un disco. El paciente abre la cápsula o el alveolo según el dispositivo utilizado, liberándose así el medicamento que es aspirado cuando se inhala. Los efectos secundarios son irrelevantes: una ligera tos, enronquecimiento e irritación de la garganta.

Técnica
Tras una espiración, situar el embudo en la boca y luego inspirar profundamente, reteniendo la respiración para que el producto se deposite en los bronquios. Es preciso mantener el aparato horizontal durante la inhalación del producto.

Ventajas e inconvenientes de esta técnica
Existen pocos problemas de coordinación, pero la técnica debe estar bien controlada. Es fácil que los niños se introduzcan todo el aparato en la boca o que no lo sostengan horizontalmente. Hay que tener una cierta capacidad respiratoria para que el polvo llegue hasta los pulmones. En algunos niños esta capacidad será insuficiente. Por otra parte, el niño comprende fácilmente que debe soplar cuando utiliza el medidor de rendimiento, pero comprende bastante mal que es necesario inspirar con el inhalador de polvo. Le resulta poco natural. Los niños y los adultos que padezcan un asma importante tendrán dificultades en el uso de estos productos. Además, algunos aparatos precisan diversas manipulaciones, lo cual, a veces, resulta difícil de aprender para algunas personas mayores. Se recomienda una higiene estricta, realizando una limpieza de modo regular.

LOS INHALADORES ELÉCTRICOS

Son a veces útiles, en particular para los niños y los lactantes. En estas edades es imposible usar aerosoles dosificadores o inhaladores de polvo. El inconveniente de este modo de administración es que no puede realizarse más que en el domicilio particular o en la consulta del médico. Esta técnica seguramente evolucionará a partir de la aparición de nuevos medicamentos nebulizables.

LOS MEDICAMENTOS PARA EL ASMA

LOS BRONCODILATADORES

Su acción es importante en relación con el espasmo bronquial, pero modesta respecto a la inflamación y la hipersecreción.

Los simpaticomiméticos

Los chinos disponían de una sustancia de este tipo desde hacía mucho tiempo, pero no fue hasta principios de este siglo cuando se descubrieron realmente estos productos y sus propiedades. Los primeros simpaticomiméticos utilizados eran nocivos para el corazón, por lo que su administración estaba limitada.

Los medicamentos actuales, obtenidos modificando la estructura química de base, ya no presentan estos inconvenientes. Son bien tolerados. Su efecto dilatador de los bronquios es inmediato, eficaz y rápido. Se trata de una medicación elegida para el asma debido a sus características. Mejora tanto la función mucociliar como la evacuación de secreciones bronquiales. Se administra bajo diferentes formas. Abramos un paréntesis en la explicación de los medicamentos inhalados.

Un rumor injustificado respecto a los simpaticomiméticos
Muchas personas han tardado en utilizarlos, incluso hay quien nunca los ha tomado. Existe un cierto temor a los efectos secundarios, a una posible adicción e incluso a un agravamiento del asma. Es necesario aclarar las cosas.

Deben respetarse algunas reglas cuando se toma este tipo de medicamentos.

1. Si se constata un aumento en la ingestión de simpaticomiméticos, esto corresponde a un agravamiento del asma y es necesario practicar nuevos chequeos. El médico debe estar prevenido. También, si la ingestión regular de simpaticomiméticos no permite un control perfecto del asma, por ejemplo con cuatro ingestiones repetidas durante un día, es deseable sustituirlos por otros medicamentos.

2. Si una crisis no mejora con los simpaticomiméticos habituales es necesario prevenir al médico e incluso, si los síntomas son importantes, llamar a los servicios de urgencia. Más tarde abordaremos la conducta a seguir en caso de crisis.

Los simpaticomiméticos pueden utilizarse en caso de asma por causa del esfuerzo haciendo dos inhalaciones veinte o treinta minutos antes de realizar ejercicio, asociados eventualmente al cromoglicato disódico del que hablaremos más adelante.

Las otras formas
La *vía oral:* supone recurrir a dosis más importantes para obtener el mismo efecto, con lo que aumentará el riesgo de

sufrir efectos secundarios. Esta vía de administración es preferida a menudo, debido a su simplicidad, para los niños y ancianos.

La *vía inyectable* se reserva para casos de urgencia.

Los efectos secundarios
Afortunadamente son escasos o poco importantes y no exigen más que en muy pocos casos la interrupción del tratamiento. Podemos observar temblores y palpitaciones. Existe el riesgo de hipocaliemia si son tomados en dosis considerables. La teofilina potenciará los efectos de los simpaticomiméticos.

Los diferentes productos actualmente comercializados o que lo serán próximamente son:
— Salbutamol;
— Fenoterol;
— Pirbuterol;
— Clenbuterol;
— Rimiterol;
— Salmeterol.

Los dos últimos productos, al actuar sus efectos durante más tiempo, permiten reducir el número de ingestiones (estos dos productos todavía no están comercializados en España). Recordemos, además, que para las formas inhaladas la técnica debe ser verificada regularmente por el médico. Este renovará sus consejos, en particular para los niños y adolescentes, que molestos por tener que tomar medicamentos delante de sus compañeros de clase o juego se esconden en el momento de hacerlo. En estos casos la toma es con frecuencia incorrecta y el aerosol dosificador es mal sostenido.

Nota: los simpaticomiméticos no tienen ningún efecto sobre la hiperreactividad bronquial.

Los anticolinérgicos

De acción menos rápida, son prescritos con poca frecuencia. En algunos casos son de utilidad, o bien utilizados solos o asociados a otros broncodilatadores. Su eficacia será controlada mediante exploraciones funcionales con pruebas de inhalación.

Carentes de efectos secundarios reales, estos medicamentos actúan durante unas dos horas y pueden asociarse a otros medicamentos asmáticos.

Estos medicamentos son: Bromuro de Ipratropio y Bromuro de Oxitropio.

Nota: los atropínicos tienen una acción clara sobre algunos mecanismos de la hiperreactividad bronquial.

LAS TEOFILINAS

La teofilina (de «té» y del griego *phyllar,* la hoja) fue sintetizada por primera vez a finales del siglo pasado. Hacia 1920 se precisó su efecto sobre el asma y después de la última guerra se erigió en uno de los medicamentos antiasmáticos por excelencia.

Las diferentes teofilinas

Los *supositorios* han tenido un gran éxito. En realidad, su eficacia no es demasiado elevada. Los porcentajes sanguíneos obtenidos mediante este modo de administración son irregulares y con frecuencia insuficientes. Ya no se utilizan demasiado.

Las *formas orales:* distinguen entre las teofilinas simples de acción rápida pero de corta duración y las teofilinas lentas cuyo efecto se prolonga doce, e incluso veinticuatro horas. Debido a esta característica, se trata de medicamentos muy prácticos puesto que no exigen más que una o dos tomas diarias.

Las *formas inyectables* se utilizan fundamentalmente en casos de urgencia, y son administradas por el médico o durante los períodos de hospitalización.
Debido al débil margen terapéutico entre la dosis eficaz y la dosis tóxica, es necesario vigilar los porcentajes sanguíneos y la eventual presencia de efectos secundarios. En algunos casos será necesario aumentar o disminuir la posología.

Aumentará la posología en los siguientes casos:
— tabaquismo;
— existencia de acidosis;
— régimen rico en proteínas.

Disminuirá la posología en los siguientes casos:
— edad avanzada del paciente;
— obesidad;
— insuficiencia renal grave;
— cirrosis hepática;
— trastornos conocidos del ritmo cardíaco.

Se utilizará con precaución en los siguientes casos:
— insuficiencia cardíaca;
— insuficiencia hepática;
— insuficiencia coronaria;
— hipertiroidismo;
— úlcera.

Las teofilinas se utilizarán después de broncoespasmos agudos y como tratamiento prolongado de comodidad en prevención de la aparición de crisis y para disminuir el ahogo. En algunos casos la teofilina puede causar nerviosismo, especialmente en los niños, por lo que será necesario cambiar de terapia.

Nota: algunos estudios demuestran que estos medicamentos son susceptibles de reducir la hiperreactividad bronquial. Aún no existen datos suficientes para confirmarlo.

LOS CORTICOIDES

Es bien conocida la función que desempeña la inflamación en la hiperreactividad bronquial del paciente. La eficacia de sustancias antiinflamatorias fuertes como los corticoides se explica por esta característica del asma. Los beneficios clínicos de estos productos se conocen desde hace tiempo, al igual que sus numerosos efectos secundarios. Su uso se limita, en consecuencia, a los casos graves. La aparición de corticoides inhalados ha representado un gran progreso, ya que alcanzan directamente el lugar donde deben actuar sin provocar los efectos secundarios que causa la vía general.

En general, no hay que ver únicamente los efectos nefastos de este tipo de drogas que, por otra parte, tantas vidas han salvado y tantas otras han prolongado, aunque produzcan considerables efectos secundarios. No debemos centrarnos en el árbol sin ver el resto del bosque; determinadas drogas son necesarias algunas veces. No diremos que la digital es un veneno cuando sea prescrita en dosis terapéuticas a un cardíaco que precisa de ella para vivir. Los posibles efectos secundarios deben ser vigilados. Tan sólo se suministrarán corticoides por vía general en los casos estrictamente necesarios y siguiendo las indicaciones que ya han sido dadas. Se utilizarán, en la mayoría de los casos, las formas inhaladas que no presentan efectos secundarios. Si la vía general es indispensable, se prescribirán las dosis más pequeñas posibles, siendo dada la dosis habitual preferentemente por la mañana.

En caso de corticoterapia por vía general

Deben tomarse un cierto número de precauciones: régimen sin sal ni azúcar, aporte potásico, vigilancia del peso y del porcentaje de azúcar y lípidos en la sangre. Sería largo enumerar aquí todos los efectos secundarios posibles de los corticoides. A veces, la prescripción de estos medicamentos es indispensable.

Los corticoides inhalados permiten que el producto llegue directamente allí donde debe actuar, lo que limita de manera considerable los efectos secundarios cuando la gravedad del asma exige, a pesar de todo, un tratamiento por vía general. En este caso los corticoides inhalados asociados reducen considerablemente las dosis necesarias.

Reglas para la corticoterapia

• Sólo debe ser prescrita cuando sea indispensable.

• Es aconsejable utilizar las formas inhaladas, con discretos efectos secundarios

• La administración se hace por vía oral, por las mañanas si es posible y cada dos días.

• La dosis prescrita debe ser la menor posible.

Precauciones
Llevar un régimen estricto sin sal si la dosis excede los 15 mg/día.
Aportar al organismo potasio, vitaminas y calcio, y vigilar la calcemia y la calciuria.
Disminuir el aporte de hidratos de carbono
Limitar las actividades físicas.

Control:
— de la tensión arterial;
— del peso;
— de la glucemia;
— de los triglicéridos;
— de la raliemia.

Control especial para los casos particulares:
— niños;
— diabéticos;
— ulcerosos;
— mujeres embarazadas.

Nota: hiperreactividad bronquial y corticoides: acción importante sobre la hiperreactividad bronquial.

LAS CROMONAS

El cromoglicato disódico

Puede ser considerado un medicamento protector. Este medicamento inhibe la degranulación de los mastocitos, previniendo así el desencadenamiento de fenómenos alérgicos. El producto es eficaz si es tomado antes del contacto con el factor desencadenante. También tiene otras propiedades que aumentan su interés, pero de las que aquí no trataremos. El cromoglicato está especialmente indicado en asmas alérgicas, asmas inducidas por el esfuerzo y ciertas asmas profesionales. Este medicamento resulta a menudo insuficiente para el control del asma. Generalmente es necesaria su asociación con otros medicamentos.
Se presenta bajo diversas formas. La inhalación se hace gracias a turbo-inhaladores (nebulizados) o a un aerosol dosificador.

El aerosol dosificador con frecuencia es preferido por personas activas, ya que necesita menos manipulación. Para un niño su uso es más difícil. En el caso de un niño pequeño, se administrará fácilmente el producto con la ayuda de un aerosol de ultrasonido.

Los efectos secundarios son escasos y, por lo general, benignos: sensación de irritación en la garganta, tos, gusto agrio, incluso ligera dificultad respiratoria.

Nota: acción sobre la hiperreactividad bronquial pero necesidad de una prescripción prolongada, de seis a doce semanas como mínimo.

TURBO-INHALADOR: MODO DE EMPLEO

• Destornillar el turbo-inhalador.

• Introducir la cápsula en su lugar correspondiente, insertándola por la extremidad coloreada.

• Atornillar el turbo-inhalador.

• Perforar la cápsula bajando el manguito gris, y devolver este a la posición inicial.

• Vaciar los pulmones.

• Introducir el embudo del turbo-inhalador en la boca e inspirar profunda y rápidamente. Debe oírse la vibración de la hélice del turbo-inhalador durante la inhalación.

• Retener el aire durante 10 segundos y luego espirar lentamente.

- Repetir esta operación varias veces para asegurar que se ha absorbido todo el polvo que se encuentra en la cápsula.

- Retirar la cápsula vacía.

- El turbo-inhalador debe limpiarse periódicamente con un pequeño pincel o agua caliente.

- Después del lavado es necesario un secado minucioso.

El nedocromil disódico

Su mecanismo de acción es similar al del cromoglicato, inhibiendo la liberación de mediadores y presentando además una cierta acción antiinflamatoria.
Este medicamento se utiliza como tratamiento de base y permite en ciertos casos evitar los corticoides por vía inhalada o disminuir sus dosis. También puede ser útil en el caso del asma inducido por el deporte, pero parece menos eficaz que el cromoglicato en esta última indicación.

Nota: acción probable del nedocromil sobre la hiperreactividad bronquial. Se están realizando numerosos estudios al respecto que podrían acabar confirmando esta función.

EL KETOTIFENO

Es totalmente distinto a las cromonas, a pesar de que sus mecanismos de acción se parecen puesto que ambos inhiben la degranulación de los mastocitos.

El ketotifeno actúa también contra ciertos mediadores, en particular la histamina. Discutiremos más adelante el interés ocasional de los antihistamínicos en el asma. Un aspecto nada despreciable de esta sustancia es la mejora de la respuesta a los tratamientos simpaticomiméticos, potenciando su eficacia.

Este medicamento es absorbido por vía oral y tiene escasos efectos secundarios, que sin embargo hay que señalar: somnolencia, trastornos digestivos e incluso de peso. El riesgo de somnolencia debe ser advertido a los padres, ya que puede tener repercusiones en el colegio. Los efectos del ketotifeno son controvertidos. Es útil en los casos de asma alérgica y asma a la aspirina. En algunos casos hace posible la eliminación de corticoides.

Nota: acción progresiva sobre la hiperreactividad bronquial, por lo que es necesario seguir el tratamiento durante algunos meses como mínimo.

LOS ANTIHISTAMÍNICOS

¿Tienen algún interés para el asma?
Estos medicamentos fueron probados ya en 1950, siendo abandonados por su falta de eficacia. La mala tolerancia y sus efectos sedantes. La aparición de nuevas sustancias no sedantes y de acción ligeramente diferente ha reactivado el debate. Nuevos medicamentos, en especial la cetirizina, actúan sobre la fase inflamatoria de la alergia y podrían producir algunos efectos sobre el asma. Estudios realizados demuestran efectivamente una cierta utilidad en el asma polínica; podría ser también útil para el asma inducido por el ejercicio. Pero todavía se precisan más estudios para establecer que estos medicamentos son verdaderamente útiles

para el asma. De todas formas, es evidente que no sirven como tratamiento de base, pero sí ocasionalmente para otros más específicos, por ejemplo luchar contra la alergia en el asma polínico.

Nota: la mayoría de antihistamínicos no actúa sobre la hiperreactividad bronquial. La cetirizina, nueva molécula, ofrece posibilidades. Se están realizando estudios al respecto.

OTROS MEDICAMENTOS POSIBLES

Se están realizando estudios para encontrar productos activos para el asma. Actualmente no hay en el mercado ninguna sustancia realmente eficaz, pero, sin duda, se obtendrán progresos que permitirán una mejor atención al paciente asmático.

* * *

Historias reales

• *Mala dosificación de teofilinas*
El señor Z toma regularmente teofilinas lentas. Un día padece una mala respiración y decide aumentar la dosis, sufriendo efectos secundarios desagradables.

Llamado por un enfermo asmático a la cabecera de su cama, porque el interesado no soportaba los medicamentos, el médico constata, al realizar algunas preguntas, que el enfermo había acumulado dosis considerables de teofilinas y barbitúricos en forma de supositorio.

131

La señora X soporta bastante mal las teofilinas por lo que disminuye las dosis, extrañándose más tarde, de su poca eficacia. Efectivamente, la dosis tomada es la prevista para un niño de doce años.

• *Malentendidos respecto a los antihistamínicos*
El señor B consulta en relación con un asma relativamente grave. De buena fe, su médico le prescribe un antihistamínico como único tratamiento. Aquí, la información ha sido mal transmitida. El médico parece haber consultado estudios sobre estos productos en los que, sin embargo, la información es incompleta, ya que no precisa que en ningún caso deba utilizarse un antihistamínico como tratamiento de base para el asma.

La historia del señor D es casi la misma. Padece una bronquitis crónica espasmódica y algunos problemas aislados alérgicos, tipo fiebre del heno.Tampoco él debería tomar antihistamínicos a pesar de sus trastornos respiratorios.

Ejemplos a no seguir

• *De la utilidad de un buen cuestionario*
El señor Z tiene asma desde los cincuenta y siete años pero se ha estabilizado gracias a su tratamiento. De repente, una noche sufre una grave crisis que exige la intervención del servicio de urgencias y una hospitalización inmediata. Cuando el enfermo se despierta, es interrogado sobre los medicamentos que ha tomado y se atribuye la crisis de asma a la toma de un antihipertensor, que normalmente ocasiona tos y excepcionalmente asma. En realidad, después de volverle a interrogar se constatará que la causa de la crisis ha sido la ingestión de una aspirina diez minutos antes. No es una caso sorprendente, ya que el asma a la aspirina es relativamente frecuente.

• *No escuchar los consejos de una persona poco informada*
El señor Y presenta desde hace algunos años un asma relativamente grave y ha tenido que ser hospitalizado varias veces. Se ha estabilizado siguiendo su tratamiento y desde hace seis meses no sufre más que pequeñas molestias. Durante una visita al médico del trabajo, este constata que el señor Y toma una gran cantidad de medicamentos y le recomienda dejarlos. Este consejo bien intencionado, desgraciadamente tuvo repercusiones que hubieran podido ser graves ya que el señor Y fue ingresado en una unidad de reanimación debido a un estado de mal asmático algunos días después de haber dejado de tomar sus medicamentos.

• *Entender bien el tratamiento es fundamental*
En concreto, es importante distinguir entre tratamiento de la crisis y tratamiento de base.
Al señor A le acaban de recetar nedocromil (tratamiento de base). Vuelve a la consulta afirmando que este tratamiento no le sirve de nada: Con mi aerosol habitual noto un efecto inmediato, mientras que este medicamento no me sirve de nada.
El tratamiento de base es ineficaz si se toma en una crisis, ya que no es un tratamiento de crisis sino un medicamento que actúa a largo plazo sobre la hiperreactividad bronquial.

LA DESENSIBILIZACIÓN

Se trata de un método fiable bien codificado y, en la mayoría de los casos, bien tolerado. La persona que va a ser desensibilizada debe estar informada de las finalidades de esta desensibilización, de su modo de acción, su desarrollo y los incidentes más o menos importantes que pueden producirse, aunque afortunadamente son muy poco frecuentes. Siguiendo unas reglas muy estrictas, los riesgos son casi insignificantes.

Las primeras desensibilizaciones practicadas hace treinta años no se parecen en nada a las que se practican hoy. Algunos médicos habían reconocido el papel alergeno del polvo, el polen, los pelos de animales, etc. Supusieron que el hecho de inyectar extractos de diferentes sustancias alergenas podía proteger contra estas alergias. Todavía se desconocían explicaciones verdaderamente lógicas sobre la manera en que podría realizarse esta protección. La desensibilización o hiposensibilización había nacido.

Se obtuvieron resultados asombrosos. En un cierto número de enfermedades tratadas de este modo los alergenos no se manifestaban más o lo hacían levemente. A partir de estas constataciones, las técnicas se multiplicaron. Si las pruebas cutáneas eran positivas, rápidamente se recurría a la práctica de una desensibilización. Esto condujo a una proliferación de las desensibilizaciones y de los productos necesarios para practicarla, que, con frecuencia, contenían una mezcla de muchos alergenos. Esta técnica ha progresado mucho y se ha vuelto muy fiable, pero al mismo tiempo aparece un poco desprestigiada debido a su aplicación en un gran número de problemas.

Actualmente sabemos cómo actúa la desensibilización, cuáles son las desensibilizaciones deseables y cuáles lo son menos o no lo son en absoluto. Las técnicas de extracción y purificación permiten al alergólogo tener a su disposición productos competitivos.

¿Cuáles son las desensibilizaciones deseables?

Hay que probar que la alergia es responsable de la sintomatología que sufre el paciente, y es necesario que la eliminación de la sustancia alergena no sea posible; apuntemos una vez más que es preferible regalar un gato que considerar una desensibilización a los alergenos del gato. Se han conseguido muy buenos resultados en el caso de ácaros, polen, y en menor medida, en los fáneros de ciertos animales. No deberíamos prever desensibilizaciones ante cualquier cosa. Mezclas que contengan plumas, gato, caballo, bovinos deberían eliminarse totalmente.

¿Cómo se desarrolla una desensibilización y qué precauciones tomar?

Se trata de una serie de inyecciones subcutáneas practicadas, generalmente, en la parte externa del brazo a intervalos regulares con dosis crecientes de alergenos. Al principio las inyecciones se aplican durante algunos días seguidos o incluso una semana. Cuando la dosis de llamada es alcanzada, las inyecciones se irán espaciando.

Estas inyecciones deben ser puestas por un médico al corriente de los problemas alérgicos. No deberían ya existir casos de personas desensibilizadas por un miembro de la familia por razones de comodidad. Aunque los accidentes graves son poco frecuentes, ¿qué podría hacer esta persona llegado el caso? Además, si se produce una reacción local importante es necesario modificar las dosis, y esto corresponde a un médico.

El médico también debe seguir unas reglas:

— asegurarse de que su enfermo no toma betabloqueantes;
— comprobar que la inyección es subcutánea estricta, practicando una prueba de aspiración;
— aumentar las dosis sólo cuando las inyecciones precedentes hayan sido perfectamente toleradas: cualquier reacción local superior a 5 cm debe comunicarse al médico.

No debe ponerse ninguna inyección a una persona que presente una enfermedad intercurrente, en particular una gripe o fiebre.

En caso de agravamiento del asma, es aconsejable interrumpir la desensibilización. Es deseable medir el rendimiento máximo antes de poner la inyección.

Se respetará el intervalo previsto entre las inyecciones. Si esto no es posible y las inyecciones están demasiado separadas en el tiempo, se disminuirán las dosis.

Los incidentes graves son muy poco frecuentes. Aparecen una vez transcurridos de unos veinte a unos treinta minutos después de la inyección. Por este motivo, es conveniente permanecer en la sala de espera del médico durante una media hora larga tras ser inyectado.

Las reacciones graves necesitan medidas médicas inmediatas. Puede aparecer también asma inmediatamente después, en las primeras veinticuatro horas o, en los casos de soluciones lentas, en los tres primeros días siguientes a la inyección. Cualquier crisis que se produzca en estos plazos debe ser explicada al médico.

Los efectos secundarios pueden ser reacciones locales en forma de un eritema, endurecimiento tras la inyección o prurito. Estas reacciones no determinarán un cambio de tratamiento mientras no sean demasiado importantes. Para paliar estos inconvenientes puede administrarse un antihistamínico una hora antes de la inyección. El interesado deberá anotar sus reacciones ocasionales en un «diario de desensibilización». Por norma general, cualquier reacción en forma de urticaria generalizada, la aparición de un eczema inexistente hasta entonces o la exacerbación de un eczema ya existente, e incluso cualquier agravamiento del asma deben ponerse en conocimiento del médico inmediatamente para que este modifique el tratamiento.

La desensibilización acelerada: la progresión de las dosis puede realizarse en un corto período de días en un hospital. Esta técnica es utilizada, sobre todo, para las desensibilizaciones a los venenos de los himenópteros o en ciertos casos de asmas graves a los neumoalergenos. Son frecuentes las reacciones locales extensas, así como reacciones del tipo asma, rinitis, urticaria gigante. Se impone una hospitalización. Al igual que para las desensibilizaciones clásicas, se mantendrá el tratamiento durante 3 a 5 años. Se gana tiempo, pues, tan sólo al principio de la desensibilización.

La desensibilización por vía sublingual: su mecanismo es ligeramete diferente al de de la desensibilización clásica. La vía sublingual induciría a lo que llamamos una tolerancia al alergeno. El producto se deposita sobre un trozo de azúcar, que se coloca debajo de la lengua durante 2 minutos. El producto penetra en el organismo, pasando a la mucosa bucal. Los estudios sobre este tipo de desensibilizaciones son relativamente pocos. Esta técnica está siendo evaluada y quizá será más utilizada en los próximos años. Presenta la ventaja de una mayor simplicidad y menos molestias para el enfermo (desplazamientos frecuentes para recibir las inyecciones, etc.). Es aceptada más fácilmente por los niños y por quienes temen las inyecciones repetidas.

Dentro de pocos años tendremos la suficiente experiencia para establecer la eficacia real de esta técnica. Actualmente, se puede proponer este método para los niños, las personas miedosas o que no pueden desplazarse frecuentemente, o cuando la desensibilización ha sido decidida poco tiempo antes de la temporada de los pólenes, siendo insuficientes el número de pinchazos previstos antes del inicio de los síntomas.

En caso de ineficacia habrá que volver, a pesar de todo, a la vía clásica inyectable.

¿A QUIÉN DESENSIBILIZAR?

Las indicaciones de las desensibilizaciones son relativamente limitadas. Muchos de los resultados decepcionantes se deben a que la decisión de desensibilizar no fue correcta. Hace unos años se utilizaba este método con mucha más frecuencia.

Las desensibilizaciones son eficaces ante los ácaros, los pólenes y las alergias a los gatos y perros. Respecto a estas dos últimas alergias, es preferible una separación del animal; sólo se realizará una desensibilización en caso de rechazo o si el contacto con el animal es inevitable (veterinarios, etc.). Se consiguen también buenos resultados para la harina en el caso del panadero. Además, es necesario que la alergia haya sido confirmada por pruebas cutáneas y sanguíneas y que sea completamente responsable de la sintomatología. Si los síntomas se pueden controlar con una terapia simple e inocua, no es razonable considerar una hiposensibilización. Hay que recordar el carácter multifuncional del asma; la alergia frecuentemente no es más que uno de sus muchos aspectos.

La desensibilización corre el riesgo de ser inoperante cuando las sensibilizaciones del interesado son demasiado numerosas. Será indispensable sopesar bien la decisión de la puesta en marcha de este tipo de tratamiento que, si bien es largo y constrictivo, puede conseguir unos resultados excelentes. Tras un período de desensibilización que puede comprender de seis meses a un año, debe producirse obligatoriamente una mejora. En caso contrario, se deberá revisar el problema y evaluar la eficacia del tratamiento. En ningún caso se continuará una desensibilización inoperante.

La desensibilización no actúa sobre los otros factores desencadenantes, por lo que no se deberá tachar de ineficaz si se produce una respuesta evolutiva con factores desencadenantes de otra naturaleza.

En un gran número de casos la desensibilización reporta una disminución de las crisis y del consumo de medicamentos antiasmáticos.

LA DIRECCIÓN DEL TRATAMIENTO

No existe un tratamiento estereotipado del asma. La terapia debe ser adaptada por el médico a cada caso en función del balance del que dispone: datos clínicos, repercusiones en la función respiratoria e intervención de un determinado factor desencadenante.

El asma será vivida de un modo muy diferente por una persona que no tiene más que algunas crisis al año, que por otra gravemente afectada y con dificultad para ejecutar un cierto número de actos corrientes, como hacer la limpieza, las compras, viajar, etc.

El asma moderada con crisis aisladas será, evidentemente, el más fácil de tratar.

Durante las crisis, la inhalación correcta de un simpaticomimético es generalmente suficiente. A veces será necesario administrar una teofilina.

Incluso si el asma parece benigna, es importante hacer un chequeo preciso y, en particular, conocer bien los factores desencadenantes. Aplicar medidas preventivas es muy importante, ya que así se podrán evitar agravamientos de la enfermedad en numerosos casos. Un ejemplo sencillo: el hecho de saber que una persona es alérgica incitará a tomar algunas medidas, en particular de prohibición. Debido a un menor contacto con los alergenos, las sensibilizaciones dejarán de aumentar. Un tratamiento protector del tipo cromoglicato disódico puede ser indicado.

Los conocimientos actuales sobre los mecanismos del asma demuestran la importancia de la hiperreactividad bronquial y la inflamación. La existencia de esta inflamación explica la cronicidad de los síntomas, por ejemplo en el asma alérgico, aunque el contacto con el alergeno no sea permanente. El tratamiento de base tendrá como finalidad esencial luchar contra esta componente inflamatoria, permitiendo una disminución de la reactividad de los bronquios y una mejora de la función respiratoria, preservando así el futuro del enfermo.

Ser consciente de la existencia de este problema permanente es fundamental, ya que si el paciente no ha comprendido bien la finalidad del tratamiento no aceptará tomar permanentemente sus medicamentos cuando se encuentre mejor y no sienta la necesidad. El tratamiento de base debe ser obligatoriamente bien seguido, lo que permitirá una mejora clínica y una vida más confortable.

Estos tratamientos de base se servirán en una cierta medida de teofilinas, pero sobre todo de nedocromil disódico y corticoides inhalados. Permiten, en la gran mayoría de los casos, evitar los corticoides por vía general, cuyos efectos negativos ya hemos visto.

En un estado muy avanzado de la enfermedad es necesario, sin embargo, utilizar corticoides. Estos serán prescritos intentando limitar al máximo las dosis.

Los corticoides estarán también indicados en curas cortas durante agravamientos ocasionales de la enfermedad. Las curas cortas, evidentemente, no tendrán los efectos secundarios de las curas prolongadas.

A menudo son necesarios diferentes tipos de medicamentos. ¿Existe el riesgo de que los efectos se anulen o de que exista una mayor toxicidad? En principio, no. Las asociaciones entre los diferentes tipos de medicamentos son posibles y normalmente los efectos se complementan.

EL SEGUIMIENTO TERAPÉUTICO: EL PRONÓSTICO

En un primer momento el tratamiento antiasmático pretenderá asegurar una función respiratoria satisfactoria mantenida durante un mínimo de tres meses. Pasado este período, podrá considerarse la reducción progresiva del tratamiento bajo control regular clínico y funcional. El interesado anotará regularmente su rendimiento máximo y se realizará periódicamente una exploración funcional respiratoria para comprobar que las cifras ventilatorias se mantienen. El médico pedirá al paciente que continúe, eventualmente, el «diario del asmático» con el fin de poder juzgar mejor la evolución y establecer un resultado clínico que le ayudará a adaptar la terapia. La apreciación del enfermo es, a veces, subjetiva. La toma de conciencia del ahogo es normalmente tardía. Las exploraciones funcionales permiten establecer en estos casos un diagnóstico precoz.

El seguimiento terapéutico debería permitir evitar en gran parte las complicaciones que puedan aparecer.

¿CUÁLES SON ESTAS COMPLICACIONES?

Algunas complicaciones son agudas, como el neumotórax espontáneo, las infecciones y el estado de mal asmático.

El *neumotórax espontáneo* es poco frecuente. Se trata de la irrupción de aire en la pleura, que va comprimiendo el pulmón en el lado afectado. Esto ocasionará una molestia respiratoria de intensidad variable en función de si el neumotórax es completo o no (en este caso no hay más que una pequeña cantidad de aire que ha penetrado en la cavidad pleural). La sintomatología vinculada a esta complicación asocia un dolor intenso a una dificultad respiratoria más o menos importante. A veces los signos son menos claros que los descritos. Se trata de una urgencia, el aire deberá ser aspirado, excepto si la cantidad no es suficiente para permitir una reexpansión del pulmón. Es indispensable una hospitalización de algunos días.

Las *infecciones respiratorias* como ya hemos dicho, pueden aparecer al principio de un agravamiento de recuperación evolutiva.

El *asma grave,* estado de mal asmático y asma mortal han sido citados anteriormente, y no haremos más que recordar la necesidad de una buena prevención y de un tratamiento adecuado para limitar al máximo las evoluciones graves o el pronóstico reservado.

Otras complicaciones son crónicas, como las deformaciones torácicas y la insuficiencia respiratoria crónica.

El asmático tiene con frecuencia un tórax distendido y dilatado. En el niño estas deformaciones pueden llegar a ser importantes después de algunos años de evolución. Volveremos a hablar de este problema en el capítulo «Asma en el niño».

Otra complicación es la evolución progresiva hacia la insuficiencia respiratoria crónica y el ahogo permanente. Un tratamiento correcto del asma debe limitar el número de enfermos que evolucionen hacia una insuficiencia respiratoria. Para esto, como ya hemos dicho repetidamente, un control regular de la función respiratoria es tan necesaria como un tratamiento bien adaptado a cada caso.

Todas las asmas no evolucionarán de la misma forma. Muchos asmáticos padecerán crisis con una regularidad variable. El enfermo puede tener con frecuencia tanto recuperaciones evolutivas como agravaciones provisionales, por ejemplo durante los «ataques de asma» en los que las crisis se repiten varios días seguidos. En otras ocasiones, afortunadamente poco frecuentes, el asma será un verdadero problema y requerirá un tratamiento duro. Cuando la enfermedad aparece tardíamente, con frecuencia es grave al principio y se necesita aplicar rápidamente una corticoterapia. Si consideramos al conjunto de los asmáticos, pocos necesitarán una corticoterapia por vía general. Esta es indispensable sólo en un número limitado de casos.

LA KINESIOTERAPIA RESPIRATORIA

Dedicar un tiempo al aprendizaje de técnicas respiratorias no es del todo posible en nuestra vida diaria. El asmático consolado por los medicamentos, afortunadamente cada vez más competentes, no ve la necesidad de ejercicios respiratorios. En realidad, controla mal su respiración. Hacerle respirar mejor es un objetivo importante. Debe conocer algunas técnicas simples para dominar su inspiración. En algunos casos es necesaria una reeducación avanzada, pero esto excede el propósito del presente libro. Tener una inspiración entrecortada es angustiante; dominar mejor la respiración supondrá un alivio y un menor temor a las crisis.

No prestamos atención a nuestra respiración por considerarla algo natural. El asmático tiene un cierto asincromismo respiratorio, del que deberá tomar conciencia. Algunas técnicas simples son citadas aquí para servir de guía. En algunos casos se prescriben programas más complejos que aquí no serán citados. Tampoco hablaremos de las diferentes técnicas de readaptación del esfuerzo que a veces son necesarias, en particular para niños que se reeducan para vivir como los otros.

LA EDUCACIÓN DEL TIEMPO ESPIRATORIO

La espiración del asmático es dificultosa debido a resistencias internas. Mostrará tendencia a querer forzar el obstáculo, lo que agravará las cosas. ¿Cómo proceder? Primero hay que relajarse, instalarse confortablemente, normalmente acostado o en posición semi-sentada.

Diferentes ejercicios para dominar la respiración

El primero consiste en una espiración ejecutada sin esfuerzo y soplando suavemente con los labios ligeramente entreabiertos. Los bronquios permanecen abiertos durante más tiempo gracias a este procedimiento (véase la ilustración).
Se pueden hacer también espiraciones fraccionadas: vaciar el aire progresiva y lentamente, con pausas de manera que permitan controlar bien la espiración. Estas interrupciones respiratorias durante la espiración variarán en duración y número.
El kinesioterapeuta propondrá otros ejercicios para controlar mejor tanto la inspiración como las respiraciones rítmicas. Para los niños, se asociará un juego: soplar sobre una pelota de pimpón, en un instrumento de música, hacer burbujas en el agua con ayuda de un pequeño tubo, etc.

EJERCICIOS ESPIRATORIOS

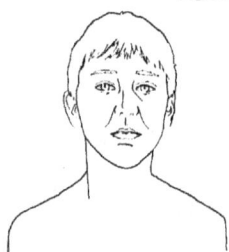

Técnica de espiración frenada, debido a los labios cerrados

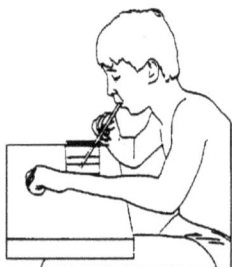

Espiración: labios cerrados

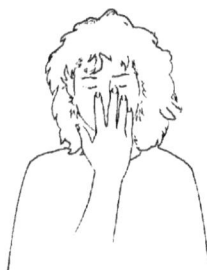

Inspiración: nariz tapada

Soplar con una paja en un recipiente con agua

LA REEDUCACIÓN DEL DIAFRAGMA

En posición horizontal o eventualmente semi-sentada, el kinesioterapeuta enseñará al asmático a utilizar correctamente el músculo diafragmático dilatando de forma adecuada el vientre durante la inspiración y contrayéndolo durante la espiración.

Otros ejercicios de dominio de la inspiración se ejecutarán en función de los diferentes niveles de ventilación

La kinesioterapia es un medio para conseguir un mayor control sobre la respiración. Las sesiones no tendrán plena eficacia si las técnicas aprendidas no son repetidas por el interesado en su domicilio.

REEDUCACIÓN DEL DIAFRAGMA

Espiración:
vientre
hacia dentro

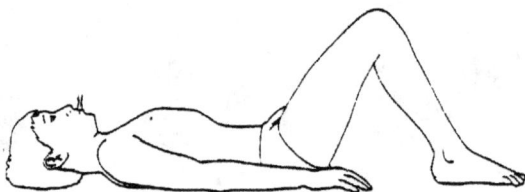

Inspiración:
vientre
hacia fuera

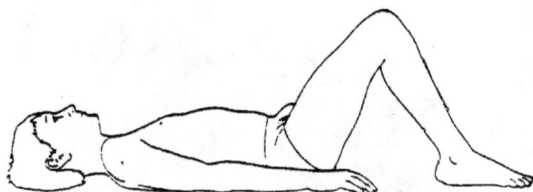

Expandir el vientre al inspirar y contraer el vientre al espirar

Posición semi-sentada, recomendada para algunos ejercicios respiratorios

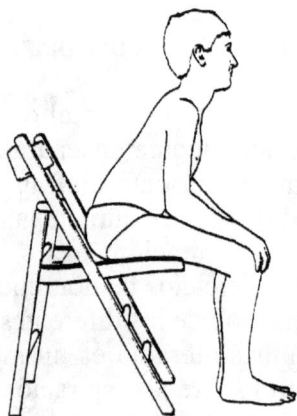

La flexibilidad torácica

Algunas personas presentarán signos de rigidez, de falta de flexibilidad en las articulaciones costo-vertebrales, costo-esternales y de la columna vertebral. Diferentes ejercicios ayudarán a disminuir esta rigidez: extensiones, flexiones laterales, rotaciones de tórax.

La relajación

Podrá conseguirse a través de diferentes ejercicios. El método más empleado es el entrenamiento autógeno de Schultz.

Los aerosoles

Se aprovecharán sesiones de kinesioterapia para comprobar la buena utilización de aerosoles dosificadores, cámaras de inhalación, inhaladores de polvo e inhaladores eléctricos.

LAS CURAS

Las curas pueden ser útiles y les animamos a hacerlas. Sin embargo, no hay que esperar de ellas una curación. No se trata de contentarse con una cura anual. El asma debe ser vigilado y cuidado durante todo el año. En algunos casos en que la insuficiencia respiratoria es demasiado importante, las curas no pueden aportar apenas ninguna mejora, pudiendo incluso ser peligrosas por el cansancio del viaje, el estrés, el contacto eventual con otras personas afectadas, etc. El médico deberá sopesar las ventajas y los inconvenientes antes de decidir si es deseable que el enfermo siga una cura.

LAS CURAS TERMALES Y CLIMÁTICAS

Son muchos los pacientes que esperan demasiado de las curas, aunque su efecto beneficioso es innegable en un elevado número de casos.

EL CLIMATISMO

Hemos visto la importancia del medio ambiente en el asma: la polución atmosférica, las condiciones meteorológicas desfavorables y la presencia de alergias en el domicilio son factores eventuales de agravamiento del asma. Estancias en lugares de montaña pueden influir favorablemente en algunos asmas, debido a una mejor calidad del aire y a la disminución del contacto con sustancias alergenas, en particular ácaros y polen.

Por encima de los 1.600 metros, los ácaros del polvo escasean, ya que las condiciones del entorno les son desfavorables: temperatura demasiado baja, humedad insuficiente.

La estancia en la montaña podrá ser de corta o larga duración para niños que presenten asmas inestables responsables de un absentismo escolar importante. La escolarización se puede hacer entonces en los lugares de tratamiento.

EL TERMALISMO

Son muchos los pacientes satisfechos de las curas termales. Efectivamente, parece que puede esperarse una cierta acción benéfica, pero se disponen todavía de pocos datos científicos al respecto.

LAS MEDICINAS ALTERNATIVAS

¿Qué es lo que empuja al asmático a buscar soluciones fuera de la medicina tradicional?

Con frecuencia, cuando se sufre una afección crónica se tiende a intentarlo todo, a buscar recetas y medios «naturales» para detener la enfermedad. Además, muchos asmáticos son tratados inadecuadamente, por lo que su sufrimiento persiste y es lógico que recurran a otras formas alternativas de medicina.

¿Pueden realmente aportar alguna cosa?

Desgraciadamente, no. Existe un gran número de recursos: plantas en particular, pero también huevos de codorniz o vacunas.

Todos estos medios se revelan igualmente ineficaces. Sólo hablaremos de la vacuna de Friedmann, muy utilizada actualmente.

LA VACUNA DE FRIEDMANN

A principios de siglo, la tuberculosis era una verdadera plaga y causó estragos en todas las capas de población. Los medios de lucha de la época eran prácticamente inexistentes. Precisamente en este contexto Friedmann investigó una vacuna destinada a prevenir o a curar la tuberculosis. Más tarde, fue propuesta para tratar afecciones muy diversas, en particular el asma. La vacuna se obtiene a partir del cultivo de bacilos responsables de la tuberculosis de la tortuga. En aquella época, este tratamiento no tenía ninguna acción sobre la tuberculosis; por desgracia, fue propuesto en el mismo momento en que aparecían terapias antituberculosas efectivas y fue responsable de un buen número de agravamientos inútiles.

Terapeutas más o menos dudosos prescriben actualmente este medicamento para el asma. Es evidente que no posee ninguna acción beneficiosa.

Recordemos aquí que se añade con frecuencia a las terapias «milagrosas», sin efecto real, una cortisona inyectable que justifica la mejora clínica durante algunas semanas, pero sobre la que el interesado ignora su composición con corticoterapia.

IONIZADORES O GENERADORES DE IONES NEGATIVOS

Se ha afirmado que el aire cargado de iones negativos mejoraba el asma. En realidad, ningún estudio serio lo ha demostrado y es preferible mostrarse prudentes en relación con cualquier influencia eventual en la evolución del asma.

Advertencia: numerosas alternativas proponen sustancias milagrosas. Junto a estos productos muchas veces se administra cortisona, a espaldas del paciente, lo cual explica la mejora clínica observada. Hay que desconfiar de todas las terapias cuyas acciones no han sido probadas y que son administradas por pseudoterapeutas. El asmático debe informarse en la consulata del médico. Una terapia «suave» puede ser peligrosa si retrasa la aplicación de una terapia adecuada y eficaz.

Todas las técnicas no son inofensivas. Si un asma está mal cuidado, se acaban sufriendo las consecuencias en forma de hospitalizaciones de urgencia en unidades de cuidados intensivos, agravamientos del asma o desarrollo precoz de un enfisema.

No hay que fiarse de rumores, hay que exigir tratamientos seguros y probados.

OTRAS MEDICINAS

LA ACUPUNTURA

Es una técnica médica. La estimulación de puntos de acupuntura puede dar paso a una ligera mejoría provisional. Este método ha sido propuesto, sobre todo, para disminuir el uso de medicamentos. Puede tener también efectos psicológicos: en la medida en que el enfermo se siente cuidado y seguro, los mecanismos psicológicos pueden contribuir a mejorar su estado. Sin embargo, no existe ningún estudio controlado que establezca la eficacia de la acupuntura en el tratamiento del asma, razón por la que hay que tener reservas respecto a esta forma de terapia. No podemos condenarla pero hay que vigilar, apreciar bien si no es necesario recurrir a la medicina clásica para realizar un chequeo completo de la enfermedad.

LA HOMEOPATÍA

Los tratamientos homeopáticos constituyen otra alternativa, pero aquí también hay una falta evidente de pruebas respecto a su eficacia ya que ningún estudio la ha demostrado.

Las formas particulares

EL ASMA EN LA MUJER EMBARAZADA

El embarazo es un momento especial en la vida de una mujer, con numerosas implicaciones fisiológicas y psicológicas. Esto es fuente de numerosas preguntas y, ocasionalmente, de angustia y estrés. Cualquier mujer asmática embarazada se hará muchas preguntas: ¿Puede tomar sus medicamentos habituales sin que el feto corra peligro? ¿Tendrá dificultades en el momento del parto? ¿Debe seguir un régimen especial? ¿Corre el riesgo de tener un niño prematuro o malformado? ¿Su hijo será también asmático o alérgico? ¿Debe dar el pecho a su hijo?

En la mayoría de los casos el estado asmático permanece invariable, incluso mejora. Un agravamiento de la sintomatología aparece en un tercio de los casos aproximadamente. Esto implica que durante el embarazo la mujer asmática deberá ser especialmente bien seguida por su médico. Existen numerosos factores que explican las modificaciones observadas: hormonales, metabólicos, circulatorios y también modificaciones psicológicas (estrés, angustia), pulmonares y cambios inmunológicos. En la misma persona, el perfil evolutivo es, con frecuencia, idéntico de un embarazo a otro: si todo ha ido bien la primera vez, es probable que también sea así las veces siguientes. Dada la fragilidad emocional de la mujer en este período de su vida, es indispensable que se establezca un diálogo entre médico y paciente para que el embarazo sea vivido sin traumas, y que se determine un tratamiento antiasmático adecuado.

Los **medicamentos** de base serán los mismos. Lo ideal sería no prescribir ningún medicamento. En realidad, hay que saber que la desestabilización del asma debido a un tratamiento insuficiente es mucho más grave que los peligros eventuales que pueda ocasionar el tratamiento habitual. Evidentemente, se utilizarán el menor número de medicamentos posibles. La actitud terapéutica no será muy diferente a la que se tendría con cualquier otra mujer asmática. Los *simpaticomiméticos* son inofensivos. Se preferirán aerosoles a otras formas. Por vía general, estos medicamentos pueden ocasionar una cierta relajación del músculo uterino y provocar que su movimiento sea más lento. Esto puede tener un efecto molesto si una crisis de asma importante se desencadena durante el parto.

Las *teofilinas* pueden ser utilizadas sin inconvenientes. Las dosis necesarias pueden variar durante la gestación. Es aconsejable practicar pruebas regularmente para conocer el porcentaje de teofilinemias y asegurarse de estar en la zona terapéutica. Las teofilinas también pueden provocar que el trabajo muscular sea más lento; sin embargo, es preferible continuar con la dosis mínima eficaz. La teofilina, pasando la barrera placentaria, a veces ha producido efectos secundarios en los fetos, en concreto taquicardia.

Los inconvenientes son menores y en ningún caso se debe interrumpir este tipo de tratamiento, pues el riesgo de agravamiento del asma materna puede ser más perjudicial para el niño.

Los corticoides normalmente ya son administrados con extrema prudencia. La aplicación de un tratamiento de cortisonas será muy sopesado en el caso de la mujer embarazada. En la medida de lo posible, no serán prescritos más que para períodos cortos. El riesgo de malformaciones fetales existe, pero afortunadamente es poco significativo.

La **desensibilización** es posible. Se continuará con el tratamiento que se haya iniciado antes del embarazo. Se evitará, por el contrario, empezar una cura de desensibilización. Esto no está motivado por ningún riesgo particular para el feto, sino por el riesgo mínimo de una reacción violenta en la madre después de una inyección. Una desensibilización bien tolerada antes del embarazo lo será también durante este.

Es verdad que una **mujer embarazada con un asma grave corticodependiente** presentará más complicaciones puntuales debidas a su asma. Puede llegar a ser necesaria una reanimación si sufre una crisis de asma en el momento del parto, existiendo un riesgo mínimo para el feto. La mujer embarazada, en consecuencia, debe llegar al final de su gestación en un estado asmático bien controlado con un tratamiento adecuado y una vigilancia reforzada de su estado funcional respiratorio durante su embarazo. Deberá establecerse una buena coordinación entre los diferentes terapeutas. El neumólogo advertirá al ginecólogo y al tocólogo del problema respiratorio, explicándoles las razones del tratamiento seguido, en particular cuando sean necesarios corticoides de modo ocasional o prolongado. La frecuencia de malformaciones en niños no parece estadísticamente mayor cuando la madre es asmática. Lo mismo sucede respecto a eventuales complicaciones obstétricas.

La **alimentación** de la mujer embarazada debe ser equilibrada y variada. En el caso de una mujer alérgica puede recomendarse, sin embargo, evitar una ingestión demasiado frecuente de alimentos altamente sensibilizadores como los huevos o la leche. En realidad, un feto humano es capaz de una respuesta IgE, es decir, de sintetizar IgE. Existe el riesgo, en consecuencia, de que madres alérgicas sensibilicen a sus fetos consumiendo estos productos. Será aconsejable no consumir más de dos huevos por semana y 10 decilitros de leche por día durante el embarazo.

Algunos medicamentos tomados por la madre podrían influir en la aparición de alergia y síntesis de IgE. No se ha establecido nada al respecto por el momento, pero se trata de un factor a vigilar. ¿Qué riesgo existe de que el hijo de una madre alérgica también lo sea? Esta es la pregunta que se plantea, ya que en el transcurso de la vida interuterina pueden producirse sensibilizaciones. Entramos en el problema de la herencia y el entorno, del que hablaremos en el próximo capítulo.

Antes de abordarlo, queda pendiente un último punto respecto a la mujer embarazada: ¿debe dar el pecho a su hijo? Durante los primeros días de vida el estado inmunitario de un niño es muy diferente al que tendrá más tarde. La leche de la madre parece ejercer una acción preventiva sobre la aparición de la alergia. Esta alimentación debe prolongarse, aunque no siempre es posible, ya que son muchas las madres que no tienen suficiente leche. La leche materna, aparte de que no aporta proteínas extrañas al niño, posee diversas propiedades que previenen la aparición de la alergia.

La leche materna también puede contener sustancias alergenas medicamentosas o alimentarias. Se recomienda a la madre no consumir demasiado pescado, huevos y chocolate durante el período de *lactancia,* y señalar a su médico que ella amamanta para saber si debe recibir una nueva medicación. Los eventuales inconvenientes vinculados a la alimentación maternal son mínimos comparados a sus efectos protectores.

EL RECIÉN NACIDO CON RIESGO ALÉRGICO

Evidentemente, los factores genéticos entran en juego. Numerosos estudios sobre familias confirman el carácter hereditario de las enfermedades alérgicas. No trataremos aquí tan sólo del asma, sino del conjunto de enfermedades alérgicas: fiebre del heno, rinitis alérgica, alergias alimentarias y digestivas, algunos eczemas, urticarias, etc. Muchos padres consultarán al alergólogo si sus hijos serán también alérgicos. ¿Cómo evaluar el riesgo alergológico? ¿Qué consejos dar a los padres? ¿Es posible alguna prevención?

Los estudios estadísticos pueden ofrecer algunas respuestas. Cuando padre y madre son alérgicos, el riesgo de que el niño también lo sea se cifra en un 60 %; si sólo uno de los padres es alérgico el riesgo es de un 20 % y si no hay ningún pariente directo alérgico será de un 6 %. Actualmente, aún no se conoce por completo el modo de transmisión genético de la alergia y se siguen realizando numerosos estudios, por lo que es probable que un día se lleguen a determinar los genes responsables. Esto tendrá importantes repercusiones tanto en un diagnóstico prenatal eventual como en el descubrimiento de nuevos tratamientos. Algunos autores piensan que la transmisión de la alergia podría producirse a través de un gen dominante llevado por el cromosoma 11, pero hay que ser prudente respecto a estas afirmaciones puesto que necesitan ser confirmadas por nuevos estudios.

También intervienen otros factores. Ya hemos citado el posible papel de la alimentación de la madre durante el embarazo y la del recién nacido durante sus primeros meses de vida.

El tabaquismo pasivo será asociado a un mayor riesgo de desarrollar una alergia; la polución atmosférica también podría contribuir.

La exposición a los alergenos del entorno desempeña un papel fundamental en el desencadenamiento ocasional de una alergia. Al mes del nacimiento se puede determinar a qué alergenos va a estar expuesto el recién nacido. Cuando el niño es muy pequeño se constata una mayor incidencia de sensibilizaciones a los alergenos de la atmósfera. Se ha comprobado que niños nacidos dos o tres meses antes del inicio de la polinización del abedul son sensibles a su polen con una mayor frecuencia.

Otros estudios demuestran el mismo fenómeno ante las gramíneas, con un período particularmente propicio a la sensibilización situado hacia el mes de mayo; los niños nacidos en invierno y otoño tienen tendencia a sensibilizarse primero a los ácaros.

La habitación del niño se acondicionará de manera que se eviten contactos con alergenos: eliminación de polvo, supresión de moquetas, prohibición de animales domésticos, etcétera.

Les invitamos a revisar el capítulo dedicado a la prevención de la alergia. Abordaremos el papel de las infecciones víricas en el determinismo del asma en la sección «El asma infantil».

Hay tres tipos de factores que intervienen:

— *factores genéticos* (historia familiar);
— *factores que intervienen durante el embarazo:* alimentación de la madre, medicamentos tomados por la madre;
— *factores que intervienen en el nacimiento y después:* ali-

mentación maternal, polución y tabaquismo, exposición a alergenos, esencialmente neumalergenos, factores psicológicos ocasionales, aparición de alergia durante virosis respiratorias.

En consecuencia, ¿cómo se realiza un diagnóstico precoz a un recién nacido que corre el riesgo de ser alérgico? La dosificación de IgE totales en el cordón umbilical es un buen examen predictivo, pero se practica muy poco. Cuando uno de los padres o los dos son alérgicos, es conveniente seguir las normas ya citadas: lactancia si es posible, introducción tardía de ciertos alimentos altamente sensibilizantes, como los huevos y el pescado, prevención en relación al entorno (polución, tabaquismo, animales domésticos, polvo, etc.).

Se realizarán pruebas para determinar el porcentaje de IgE totales y específicas, así como pruebas cutáneas, si parece producirse una sensibilización, en concreto si existen signos clínicos aparentes de orígen alérgico. Las pruebas cutáneas pueden realizarse a partir de los seis meses, siendo el método de punción modificada, indoloro o casi, el más fácilmente aceptado por los niños, siempre que se les infunda confianza y no se los someta a demasiadas búsquedas en un mismo día. Normalmente es el nerviosismo de los padres lo que hace imposible la práctica de estas pruebas. Por lo tanto, se les explicará previamente en qué consiste la prueba.

De lo que hemos visto hasta aquí podemos deducir que no se puede hacer una previsión del riesgo alérgico de un niño en el momento del nacimiento. Si los padres son alérgicos se impone un cierto número de medidas preventivas y una vigilancia del niño.

El diagnóstico de la alergia debe ser lo más precoz posible, ya que una vez establecido, exigirá una serie de medidas que influirán en el futuro y la evolución a una mayor o menor gravedad.

EL ASMA DEL NIÑO

Tener un asmático en la familia con frecuencia es mal vivido por los padres. A la angustia de ver respirar mal a su hijo se une un cierto temor por el futuro. Es indispensable que los padres estén bien informados, ya que así se evitarán muchos errores y deambular de médico en médico.
La primera regla es hacer un diagnóstico precoz. No hay que evitar el término «asma» como se observa frecuentemente, por temor a alarmar al padre o la madre. Dada la importancia de las medidas preventivas y de un tratamiento adecuado, esta actitud no puede justificarse en ningún caso. Conlleva inevitablemente un cierto número de errores, en particular una insuficiencia de tratamiento que puede ser muy perjudicial.
Una vez establecido el diagnóstico (veremos más adelante las formas clínicas del asma infantil), se realizará un chequeo completo: radiografías, balance alergológico preciso y exploración funcional respiratoria.
Recientemente se ha establecido un acuerdo internacional sobre las modalidades del tratamiento del asma infantil. De esta manera, la enfermedad es tratada prácticamente igual en un gran número de países. Existen algunas diferencias, a pesar de todo, entre algunas terapias, sobre todo en relación con las teofilinas. La corta edad puede ser un problema para algunos tratamientos, por ejemplo cuando se trata de aerosoles. La desensibilización puede ser a esta edad particularmente eficaz. Veremos las indicaciones y los eventuales límites. La kinesioterapia será esencial para el niño.
Si el asma del niño reviste una cierta gravedad, no debe ser

tratada con acciones aisladas: se establecerá un tratamiento de base. Se controlará regularmente la evolución de la enfermedad mediante exploraciones funcionales respiratorias. No se esperará una eventual mejora o cura en la pubertad. Bien tratada, esta enfermedad no debe impedir una escolaridad normal ni una práctica deportiva regular.

Abordemos estos diferentes puntos uno por uno.

EL DIAGNÓSTICO

El asma puede aparecer a una edad muy temprana, presentando un problema de diagnóstico para el médico que lo debe distinguir de otras afecciones respiratorias.

En el recién nacido y hasta la edad de dos años, las crisis de asma son desencadenadas fácilmente por infecciones víricas. Se conoce en particular el papel desencadenante del virus respiratorio sincitial, pudiendo también ser responsables otros virus. Después de dos o tres días de rinofaringitis aparecen silbidos respiratorios, accesos de disnea con sibilancias. A veces la tos hará vomitar al niño. La hipersecreción necesita a menudo una kinesioterapia. Se considera asmático a cualquier recién nacido que presente este tipo de episodios.

Pueden intervenir otros factores etiológicos. Se preguntará a los padres para intentar precisar las circunstancias de la aparición de las crisis, en particular si existe la sospecha de ser susceptible de ser alérgico. Se indagará también sobre un tabaquismo pasivo o signos de reflujo gastro-esofágico.

Después de la edad de dos-tres años, el historial clínico es más evidente. El niño presenta crisis de asma bien caracterizadas, a menudo precedidas de señales anunciadoras: agitación, trastornos digestivos, lagrimeos, tos seca, estornudos. La crisis típica consiste en dificultad respiratoria espiratoria y percepción de silbidos. A veces la sintomatología es menos ruidosa, presentando una simple dificultad respiratoria al realizar esfuerzo o durante infecciones. La gravedad del asma se juzgará, como en el adulto, según la frecuencia de las crisis, la existencia o no de ahogo fuera de las crisis, las repercusiones en la función respiratoria y los criterios terapéuticos (necesidad o no de un tratamiento de base, incluso de corticoides). Este asma puede empeorar por complicaciones graves inmediatas, tales como el estado de mal asmático o el neumotórax. Estas complicaciones son afortunadamente poco frecuentes. Los padres deben reconocer los signos de gravedad de una crisis y tener instrucciones precisas sobre la actitud a adoptar según la evolución: toma de medicamentos, llamada al médico o a servicios de urgencia. Otras complicaciones parecen más insidiosas, ya que su aparición es más progresiva. Se trata de la instalación ocasional de una insuficiencia respiratoria crónica y de deformaciones torácicas.

El **chequeo alergológico** comprenderá la búsqueda de inmunoglobulinas totales y específicas mediante diferentes técnicas, de las que ya hemos hablado. En niños especialmente miedosos, habrá que contentarse con estas pruebas. Normalmente se practicarán pruebas cutáneas.

EL TRATAMIENTO

Se utilizarán los mismos medicamentos que en el adulto. Cuando el asma sea poco importante se suministrarán simpaticomiméticos a petición, es decir, durante las crisis de asma. Una cámara de inhalación es a menudo necesaria para una buena técnica de toma. Los polvos secos pueden utilizarse, pero hay que asegurarse de que la capacidad inspiratoria del niño sea suficiente. El médico controlará regularmente el correcto uso de los aerosoles haciendo ejecutar la maniobra en su presencia.

Una aerosolización, o máscara, a veces es necesaria para niños muy pequeños.

En un estado más avanzado, se prescribirá ocasionalmente un tratamiento teofilínico o uno a base de cromoglicatos. Con frecuencia, este último producto es administrado por aerosolización o mediante una máscara en el caso de los niños muy pequeños (demasiado pequeños para utilizar otros tipos de aerosol: *sprays* o nebulizador). La teofilina puede producir efectos secundarios no deseados, como agitación y problemas en el colegio (falta de atención). Este medicamento se irá introduciendo progresivamente para evitar estas molestias. Se controlará regularmente el nivel de teofilinas en la sangre. Si la gravedad del asma lo exige, se aplicará una corticoterapia, teniendo en cuenta las mismas precauciones que para el adulto:
— preferencia por las formas inhaladas;
— la mínima dosis eficaz;
— tratamiento corto, a ser posible, etc.

Desgraciadamente, en algunos casos, el asma será corticodependiente como en el adulto. Cuando el asma es especialmente inestable y requiere una medicación fuerte, es aconsejable enviar a los niños a curas de altitud en centros especializados que aseguren, además de los cuidados, la escolarización. El niño asmático, rodeado de niños con sus mismos problemas se sentirá menos diferente. Aprenderá a conocer bien su asma, a reaccionar correctamente durante las crisis y autovigilarse, en concreto, con la ayuda del espirómetro. También podrá asistir a sesiones de kinesioterapia respiratoria. La estancia representará la ocasión para una readaptación al esfuerzo y una vuelta a la práctica del deporte, permitiendo un mayor desarrollo tanto físico como psíquico.

La desensibilización es útil; debe ser considerada en función de las características del caso. No hay que olvidar que el asma es multifactorial y que pueden intervenir factores que no sean alérgicos. Existen casos de desensibilizaciones ineficaces que, sin embargo, no deben ocultar todos los casos de éxito de este tratamiento.

Si la enfermedad asmática es por lo general una afección crónica, los medios terapéuticos modernos permiten mejorar considerablemente la evolución y el pronóstico. Podemos mostrarnos optimistas y decir que actualmente en la mayoría de casos las posibilidades de tratamiento y prevención permiten una vida prácticamente normal. El médico deberá explicar a los miembros del entorno familiar las finalidades de las diferentes terapias. Esto permitirá disminuir la ansiedad y obtener un mejor seguimiento del tratamiento. Se insistirá también en la prevención. Muchas veces falta tiempo y, por otra parte, los consejos suelen olvidarse con rapidez. Por ello es conveniente aconsejar la lectura de libros de divulgación sobre el asma. El médico también facilitará fascículos y folletos distribuidos por laboratorios farmacéuticos.

El asmático joven pasa un tiempo considerable en el colegio. Los padres deberán comunicar a los educadores el problema de su hijo. Hablarán en particular con el profesor de educación física para que se integre al niño en las actividades deportivas con ejercicios adaptados a sus posibilidades. ¿Cómo se desarrollará la escolaridad del niño asmático? Esta pregunta se planteará si la enfermedad reviste una cierta importancia.

El clima psicológico en el que vive el joven asmático es primordial. La actitud de los padres, los educadores y los médicos ejercerá una influencia considerable en la evolución de la enfermedad. Ya hemos visto que la angustia y el estrés pueden incidir en la gravedad de la enfermedad. Si el entorno familiar del niño no domina la situación ni su miedo, el niño se dará cuenta y esto aumentará su propia inquietud ante la enfermedad. Algunos protegerán en exceso a su hijo o hija, prohibiéndoles la práctica de actividades deportivas o los paseos en días de mal tiempo por miedo al desencadenamiento de nuevas crisis. Si los padres disponen de una buena información, no cometerán muchos de estos errores. A menudo es inevitable un cierto absentismo escolar. Cuanto más grave sea el asma, más faltará el niño al colegio. A la larga, existe el riesgo de retraso escolar. Un tratamiento bien adaptado reducirá los inconvenientes siempre y cuando esté bien controlado. En algunos casos, un número elevado de faltas de asistencia justificará la asistencia a una cura especializada de altitud. El desarrollo intelectual no se verá afectado; citaremos algunos hombres célebres que fueron asmáticos para convencerles de esto: Marcel Proust, Blaise Pascal, Pierre Loti, etc.

Los educadores también deberán estar informados sobre los problemas que causa el asma para saber qué hacer cuando un alumno presente dificultades respiratorias en el colegio. En concreto, no debería darse más el caso de colegios que prohíben a los niños llevar sus medicamentos, sobre todo los aerosoles de simpaticomiméticos indispensables en caso de crisis. En la práctica de deporte, es indispensable que los padres estén en contacto con el profesor de educación física para transmitirle las recomendaciones del médico. Volveremos a insistir en la importancia de la práctica de un deporte por el niño asmático, ya que contribuirá a un mejor desarrollo personal. Para más información al respecto, le remitimos al capítulo «El asmático y el deporte». Recordemos que algunos deportistas asmáticos han conseguido un nivel olímpico. Sería una lástima privar a jóvenes asmáticos de la práctica de un deporte en el caso de que fueran completamente aptos para esa actividad.

El colegio también puede ser fuente de estrés y angustia, pudiendo influir en la evolución del asma. Al principio del año escolar, son frecuentes los casos de asmas que empeoran debido a la tensión de los primeros días de clase y del cambio de ritmo de vida después de las vacaciones. En el colegio se halla el porvenir del niño. Su orientación profesional dependerá de sus resultados escolares y, ocasionalmente, de sus posibilidades físicas. Un joven con una asma inestable no podrá escoger cualquier profesión: la insuficiencia respiratoria crónica también será un factor excluyente para las profesiones que requieran esfuerzo físico. Además, algunas profesiones presentan riesgo de asma profesional (véase el apartado «El asma profesional»).

Los padres, a menudo, plantean la siguiente pregunta: ¿El asma desaparecerá en la pubertad? Esta noción antigua, más o menos mítica, de una mejoría durante ese período de la vida es peligrosa. Con frecuencia el adolescente presenta, en efecto, menos crisis, pero tras pasar un cuestionario se comprueba que evita los esfuerzos físicos y que se ahoga con más frecuencia de lo que realmente declara. Una exploración de la función respiratoria es indispensable en este momento, ya que aporta una información objetiva sobre la dificultad respiratoria real. Esta información determinará la puesta en marcha de una terapia.

* * *

Historias reales

• *Padres superprotectores*
Clemente tiene algunas crisis de asma y frecuentes bronquitis invernales. Sus padres le protegen de todas las corrientes de aire y le prohíben el deporte en el colegio. Esta actitud es excesiva.

• *Mónica, la incomprendida (en el colegio)*
Mónica sufre un asma bastante grave, que le impide realizar algunos ejercicios deportivos y la obliga a faltar al colegio de vez en cuando. Su profesora no quiere entender la situación y la reprende. Sus compañeros de clase se ríen de ella, tratándola de miedosa. Este clima no es favorable para la mejora de su estado, y será difícil poner las cosas en su lugar. Afortunadamente, en otro colegio las cosas le van mejor al año siguiente.

• *Una desensibilización ineficaz*
Juana es asmática desde los seis años. El chequeo revela una clara alergia a los ácaros. Se practica una desensibilización, pero la frecuencia de las crisis no disminuye. De hecho, rápidamente se advertirá que las crisis están vinculadas fundamentalmente a períodos de estrés debidos a dificultades escolares. No hay que olvidar nunca que el asma es multifactorial. Cuando una desensibilización es ineficaz, siempre hay que intentar determinar la razón del fracaso. Consideremos el caso de un niño con una sintomatología idéntica. En primavera se le realiza un chequeo que pone de manifiesto una sensibilización al polen. La desensibilización también resultará ineficaz. Las crisis se deben al consumo regular durante esta época del año de un zumo de frutas que contiene colorantes.

ALGUNAS CIRCUNSTANCIAS ESPECÍFICAS

LAS ANESTESIAS

La anestesia general a menudo es temida por el asmático, que se inquieta ante la posibilidad de eventuales complicaciones respiratorias en el transcurso de una intervención quirúrgica. También existe el riesgo a una alergia eventual a los productos anestésicos.

Todas estas preguntas requieren una respuesta. La primera es la del desencadenamiento eventual de una crisis durante o después de la operación. Para evitarlo, el anestesista se asegurará de la eficacia del tratamiento antiasmático en curso. Contactará ocasionalmente con el médico para tener más información sobre el paciente. Es deseable practicar antes de la operación una exploración funcional para evaluar la gravedad del asma. Una insuficiencia respiratoria crónica grave representa un riesgo suplementario, y pueden llegar a ser necesarias curas intensivas en reanimación después de la operación.

Con las técnicas y los medios de vigilancia actuales, la anestesia general no debe ser temida de modo exagerado por el enfermo. El anestesista deberá hablar con el paciente sobre este hecho para reducir su ansiedad. El paciente llegará así en óptimas condiciones a la sala de operaciones.

Un segundo problema es el de la tolerancia de los medicamentos utilizados por el anestesista. Este, debidamente informado del problema respiratorio de su paciente, escogerá los productos en función de este problema. Utilizará, en especial, ciertos productos que presentan la ventaja de ser también broncodilatadores. En muy pocos casos aparecen problemas de alergia a las anestesias generales. Un cuestionario riguroso será necesario para conocer la existencia de incidentes alérgicos durante anestesias generales anteriores. Si tales antecedentes existen, se realizarán pruebas para intentar determinar los anestésicos en cuestión.

Es aconsejable indicar siempre los antecedentes asmáticos al cirujano y al anestesista. Hay que ir bien preparado a la intervención. En ningún caso debe disminuirse o detenerse el tratamiento antiasmático habitual. Es conveniente informar al médico que trate el asma respecto a la futura intervención quirúrgica. Este se pondrá en contacto con el anestesista y prescribirá al paciente una medicación preoperatoria, incluso la kinesioterapia, antes y después de la intervención.

La perspectiva de una *anestesia local* inquieta al asmático, con frecuencia, sobre todo si es susceptible de ser alérgico. El temor a las anestesias locales es exagerado, ya que este tipo de alergia es muy poco frecuente.

LAS VACUNAS

Los alérgicos temen las vacunas. Se deberán tomar algunas precauciones en su caso, pues no es conveniente vacunar en plena fase evolutiva de la enfermedad.
El eczema es una contraindicación absoluta a la vacuna antivariólica. ¿Qué precauciones debe tener un alérgico respecto al resto de las vacunas?
El BCG o vacuna antituberculosa es tolerada y podrá ser administrada sin restricción.
La vacuna antipoliomelítica es, con frecuencia, bien tolerada. Para mayor seguridad, se podrá practicar una prueba de tolerancia, es decir, se probará a administrar la vacuna muy diluida.
La vacuna antitipo-paratífica está contraindicada.
La vacuna antigripal sólo presenta problemas si existe una sensibilización al huevo; en caso de alergia al huevo, la vacuna está claramente contraindicada.
La vacuna contra la tos ferina o el sarampión puede provocar reacciones, por lo que es necesario practicar pruebas de tolerancia.

LOS CALMANTES

Pueden estar contraindicados en casos de asma que conlleven una insuficiencia respiratoria importante. Es conveniente pedir consejo al médico respecto a los calmantes que pueden actuar sobre los centros reguladores de la respiración y agravar la insuficiencia respiratoria.

LOS JARABES ANTITUSÍGENOS

Algunos medicamentos antitusivos que contienen codeína están contraindicados, debido a su efecto depresor sobre los centros respiratorios y a la necesidad de respetar la tos para evitar la obstrucción bronquial.

La prevención

LA PREVENCIÓN DE LAS ALERGIAS

La hiperreactividad bronquial es mantenida por las agresiones alérgicas repetidas, lo que significa que cuanto más contacto tenga el enfermo con alergenos más hiperreactivos serán sus bronquios. Por ejemplo, se observa un aumento de la hiperreactividad bronquial durante la temporada de polinización en las personas que padecen asma polínica. Esta hiperreactividad disminuye después del período crítico. El interés en la eliminación de sustancias alergenas es doble: no se desencadenan crisis por contacto con alergenos y se previene el agravamiento de la hiperreactividad de los bronquios. Es necesario, sin embargo, que el tiempo de no-contacto con alergenos sea suficientemente largo como para notar algún efecto. Un nuevo contacto con los alergenos volverá a desencadenar el proceso. Por lo tanto, es necesario ser perseverante y meticuloso con los consejos que expondremos a continuación.

La mejor de las prevenciones consiste en la eliminación de sustancias alergenas. En algunos casos esto es fácil de conseguir, por ejemplo para las alergias a los animales domésticos. En el caso de otros alergenos, como los ácaros, los mohos y los productos utilizados profesionalmente, será mucho más difícil.

Los ácaros proliferan donde las condiciones de vida les son favorables. Es fácil encontrarlos en gran número en las habitaciones y en las camas, ya que necesitan calor, humedad y se alimentan de desperdicios del hombre. Algunas condiciones son desfavorables para su desarrollo: clima seco y frío, y altitud. Estancias en la montaña pueden ser beneficiosas para las personas sensibles a ellos.

¿Podemos evitar realmente la presencia de estos arácnidos? Pueden tomarse varias medidas, que a veces resultarán pesadas ya que será necesario repetir diferentes operaciones. La mejora clínica puede llegar a ser espectacular y merece la pena hacer un pequeño esfuerzo.

Evitar cualquier nido de polvo y de ácaros:
— supresión de cortinas gruesas, papeles pintados, alfombras y moquetas;
— las cortinas serán finas y lavables;
— elección de un suelo vitrificado, revestimientos plastificados de fácil conservación o baldosas;
— evitar que la alfombra de cama sea de lana o piel;
— utilización de mantas preferentemente de tejidos sintéticos;
— colchones que no sean de crin de caballo, almohadas o colchón que no sean de plumas, sino de material sintético;
— utilizar fundas para el colchón para evitar el paso de escamas humanas a su interior;
— suprimir cualquier mueble inútil del dormitorio.

Limpiar el polvo:
— asegurar una ventilación suficiente de la habitación;
— exponer el colchón y las mantas al sol;

— cambiar las sábanas al menos una vez por semana y lavar la ropa de la cama a más de 55 C;
— pasar la aspiradora por la habitación con regularidad (al menos una vez por semana), preferiblemente una persona no alérgica ya que se producirá una dispersión de alergenos en el ambiente. En el caso de que el propio enfermo se encargue de la limpieza, será aconsejable que lleve una mascarilla;
— nunca se utilizará escoba, el polvo se limpiará con trapos húmedos en todas las superficies lisas;
— pasar la aspiradora por cortinas, alfombras, moquetas, revestimientos murales, así como por el suelo y los zócalos, con mucha regularidad. Las alfombras se aspirarán y se sacará el polvo diariamente.

Los *acaricidas* serán utilizados según la frecuencia aconsejada por cada marca. Actualmente existen diferentes sustancias en el mercado en forma de pulverizadores, *sprays* y polvos. Después de usarlos, es necesario volver a aspirar la habitación ya que los ácaros muertos y sus restos continúan siendo sensibilizantes.

Las *pinturas acaricidas* tienen una eficacia limitada, ya que tan sólo se aplican en las paredes. A pesar de ello, por qué no utilizarlas si se vuelve a pintar una habitación, ya que el gasto no aumentará en exceso y pueden resultar beneficiosas. De todas formas, es preferible utilizar pinturas lisas y papel lavable.
¿Cómo saber si las medidas de eliminación de alergenos de una habitación son eficaces? Para las personas que quieran estar completamente seguras al respecto, existen en el comercio pequeños estuches que permiten cuantificar los ácaros mediante un método muy simple (Acarex-test). La ropa debería colocarse en otra habitación.

La higrometría de la habitación: los ácaros necesitan sitios húmedos, por lo que es deseable obtener una atmósfera relativamente seca. La presencia de humidificadores en los radiadores y, sobre todo, de humidificadores eléctricos (excelentes para la marquetería y los muebles antiguos, pero de interés menos evidente para los alérgicos) debe evitarse.

Por el contrario, los deshumificadores y el aire acondicionado serán útiles. Los depuradores de aire permiten eliminar, o al menos reducir, las partículas en suspensión en el aire; pueden, en consecuencia, formar parte de una estrategia de prevención.

Los animales domésticos: en caso de alergia evidente, es indispensable regalar el animal. No es razonable correr el riesgo de un empeoramiento de la salud y del asma viviendo con un animal al que se está sensibilizado.

Incluso después del alejamiento del animal, pueden quedar restos de escamas o de epidermis durante meses o años. Se insistirá, por lo tanto, en una limpieza repetida de la casa.

Encontraríamos incluso antígenos del gato en numerosas viviendas en las que no viven estos animales, o también en escuelas y hospitales. Si, a pesar de todo, se vive con un gato, puede ser útil lavarlo regularmente, lo que, según ciertos autores, reduce la cantidad de alergenos que se acumulan en las habitaciones.

Los depuradores de aire con filtro tienen aquí su utilidad, disminuyendo la cantidad de alergenos.

Hay que retener que el alérgico se sensibiliza por el contacto de sustancias alergenas. No ser alérgico hoy al gato no quiere decir que siempre será así. Es muy probable que progresivamente se produzca una sensibilización y después de una cierto tiempo —algunos meses o años— aparezcan signos clínicos de intolerancia. Además, a veces es difícil establecer con pruebas cutáneas y mediciones de anticuerpos reagínicos en la sangre si hay una sensibilización al animal.

Debido al gran número de razas de perros y gatos, pueden producirse reacciones falsamente negativas a los antígenos comerciales utilizados para las pruebas cutáneas y las sanguíneas. Los períodos de separación temporal del animal y posterior vuelta al contacto permiten establecer el diagnóstico. Es necesario que las personas que saben que son susceptibles de ser alérgicas no convivan con animales, aunque las pruebas alérgicas por el momento sean negativas.

En algunos casos el contacto con animales es inevitable, por ejemplo para los veterinarios o en otras profesiones que también obliguen el contacto con animales. Una desensibilización puede ser entonces necesaria.

La desensibilización se decidirá únicamente cuando el contacto con animales sea inevitable. Algunas personas se niegan a separarse de sus animales; aquí también puede plantearse una desensibilización.

Los mohos se encuentran fundamentalmente en lugares húmedos. La lucha contra la humedad será primordial.

Se recomienda el uso de ciertos productos secantes e incluso un estudio del problema por profesionales, en caso de que haya infiltraciones o una humedad excesiva en las habitaciones.

La eliminación del *polen* es prácticamente imposible. Nos limitaremos a dar algunos consejos. Elección del lugar de vacaciones en función del entorno y del clima. Evitar paseos en el campo durante la temporada crítica. Evitar plantar determinadas semillas en el propio jardín, único territorio en el que se puede intervenir; en especial, suprimir abedules y avellanos. Por otra parte, cerrar las ventanas del coche durante la temporada polínica.

* * *

Historias reales

• *Problemas con hongos*
M vive en una casa insalubre. Las paredes son húmedas y están cubiertas de moho. El chequeo alérgico confirma la sensibilización a varios mohos. Un cambio de residencia ha sido difícil debido a las dificultades económicas de la interesada. Una vez encontrada la nueva vivienda, la sintomatología asmática mejora y el tratamiento se hace más eficaz.

• *Una habitación llena de polvo... y de problemas familiares*
La señora R teme las reacciones de su marido cuando le diga que le han aconsejado modificar el dormitorio, especialmente polvoriento debido a los papeles pintados de las paredes, la moqueta del suelo, las cortinas dobles, etc. De hecho su marido acabará estando contento con el cambio. Los síntomas de la señora R desaparecerán después de estas modificaciones aconsejadas.

• *Luisa y su gato*
Luisa es alérgica a su gato y lo sabe, pero no quiere separarse de él. La curación sucederá cuando el gato se escape y no vuelva más. Algunos años más tarde Luisa decide tener de nuevo un gato en su casa: la sintomatología reaparece rápidamente.

LA PREVENCIÓN DEL ASMA PROFESIONAL

El adolescente alérgico o asmático deberá escoger su profesión en función de los riesgos eventuales. Evitará algunas profesiones: veterinario, agricultor, panadero. En el momento de la contratación, se intentará detectar a las personas con riesgo para orientarles adecuadamente y evitarles puestos de trabajo que puedan resultarles peligrosos. De hecho, se constata que con frecuencia nada puede ser previsto y que el asma profesional puede desarrollarse en personas que anteriormente no habían tenido ningún antecedente.

Después de haber probado el origen profesional del asma, es conveniente suprimir el riesgo:
— llevar mascarilla, medida molesta y con frecuencia mal tolerada, es útil para trabajos cortos;
— cambiar de puesto en el trabajo es la decisión tomada en la mayoría de los casos, pero todavía habrá que vigilar que el interesado no entre en contacto de vez en cuando con la sustancia en cuestión (pasar por el taller, etc.);
— cambiar de profesión: se trata de la solución ideal. El reciclaje profesional puede ser difícil según la formación inicial o aún más complicado si la persona es mayor. La adaptación a un nuevo trabajo es problemática. Con bastante frecuencia, a pesar de la supresión del contacto profesional el asma no desaparece. Evidentemente, no quiere decir que el cambio no haya servido de nada, ya que en caso contrario las cosas hubieran evolucionado a peor.

Algunas sustancias que son responsables de un número bastante importante de asmas, se intentan sustituir por productos similares —si existen— desprovistos de riesgo.

Las condiciones de trabajo son importantes; por ejemplo, hay menos asmas profesionales en las panaderías industriales que en las artesanales, siendo estas más pequeñas y peor ventiladas. Si es posible, los locales tendrán ventilación y dispondrán de una buena higiene.

Los medicamentos preventivos del tipo cromoglicatos a veces son útiles y suficientemente eficaces. En algunos casos la desensibilación puede ser útil, como en el asma del panadero.

El asmático y el deporte

Los asmáticos o los miembros de su entorno familiar temen que el ejercicio físico sea mal tolerado y agrave la enfermedad. En efecto, son muchos los padres que procuran dispensar a sus hijos de la gimnasia o el deporte. Esta actitud a veces es compartida por profesores de educación física, que prefieren evitarse problemas con niños asmáticos al no saber demasiado bien cómo actuar en caso de crisis. Es evidente que durante una fase evolutiva de la enfermedad, en especial durante un ataque de asma, el interesado no podrá practicar ninguna actividad deportiva. Muchas de las dispensas solicitadas responden a la angustia tanto de los padres como del propio niño. Los padres alegan que además del problema asmático existe el riesgo de un resfriado. Es importante que el asmático practique un deporte, que elegirá en función de sus posibilidades. Hay que evitar una actitud superprotectora que aísle al niño de su entorno.

LOS DOS FACTORES QUE LIMITAN LA PRÁCTICA DEPORTIVA

Cuando las posibilidades ventilatorias son escasas, ya sea de manera permanente o durante fases evolutivas de la enfermedad, la práctica deportiva se verá limitada, o incluso suprimida.

Un segundo problema es el del asma producido por el ejercicio. Hemos visto anteriormente el mecanismo. El síntoma puede aparecer aislado y volver a presentarse en personas que no hayan sido antes asmáticas. En algunos casos no se presentarán más que algunos accesos de tos seca al finalizar el esfuerzo, hablando entonces de equivalente de asma. Es importante identificar estos síntomas para evitar una interrupción de las actividades deportivas. Algunos asmáticos son deportistas de alto nivel. Es conveniente para todos saber cómo entrenarse y cuidarse para llevar a cabo una vida deportiva normal.

LA ELECCIÓN DEL DEPORTE

Algunos ejercicios son considerados «asmógenos»; sin embargo, pueden ser soportados por algunos asmáticos. La tolerancia es variable y deberá ser valorada caso por caso. Las carreras de velocidad son, con frecuencia, causantes de crisis de asma. Muy a menudo los niños asmáticos son dispensados de educación física, mientras que su problema no siempre lo requiere. Si el tratamiento médico es suficiente, se puede prevenir en este caso el broncoespasmo al esfuerzo o, si es necesario, limitar la dispensa a este tipo de ejercicio.

Hay deportes que generalmente son bien tolerados: la marcha, la natación, la escalada, el cicloturismo, los deportes de combate (esgrima, judo), el golf, el tenis, los deportes de equipo (voleibol, fútbol, baloncesto) a condición de evitar las posiciones de jugadores expuestos a los esfuerzos más brutales (como la posición de medio campo en fútbol, que exige esfuerzos prolongados).

La *natación* merece una mención aparte: es particularmente recomendable. El microclima de la piscina, con una atmós-

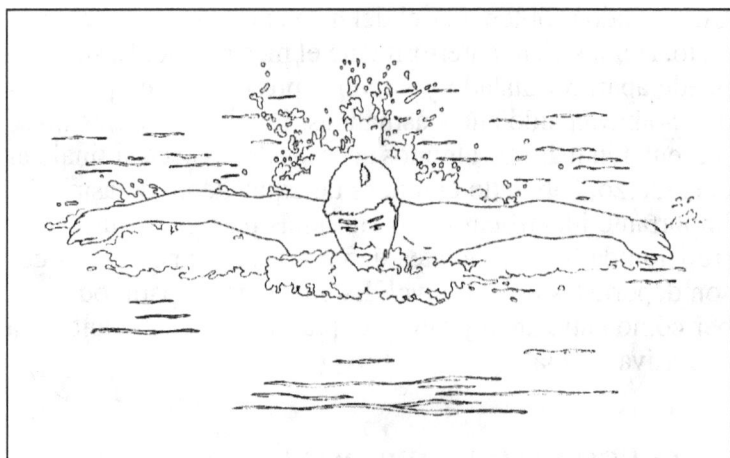

fera caliente y húmeda en la superficie del agua, previene el broncoespasmo inducido por el ejercicio, que se debe —como ya hemos visto— esencialmente a la disminución de la temperatura y del grado higrométrico en los bronquios.

Por otra parte, la natación permite dosificar bien el esfuerzo y controlar mejor el trabajo respiratorio. También proporciona flexibilidad al tórax. La natación deberá evitarse, sin embargo, en caso de intolerancia al cloro o aparición de eczema. Debe tenerse en cuenta que el submarinismo está claramente contraindicado.

La *equitación* se evitará debido a la posible sensibilización alérgica a las escamas del caballo.

La elección de un deporte vendrá determinada por los gustos del paciente y por sus capacidades respiratorias. Algunos deberán practicar deporte moderadamente, mientras que otros podrán acceder al deporte de alto nivel. Algunos campeones olímpicos son asmáticos. En el momento de la competición es importante que los entrenadores conozcan las posibilidades respiratorias de sus deportistas.

Los profesores de educación física y los entrenadores de equipos deportivos deben ser conscientes de este tipo de problema. No hay que desaconsejar la práctica de deporte, pero sí estar en contacto con personas competentes y, en especial, con el médico especialista, que practicará chequeos completos del asma. El chequeo será el clásico: exploración funcional respiratoria, prueba de provocación específica y prueba de esfuerzo para buscar el broncoespasmo inducido por el ejercicio. El especialista dará consejos relativos a la práctica del deporte y juzgará la necesidad o no de un tratamiento preventivo o de base.

EL TRATAMIENTO PREVENTIVO

El tratamiento preventivo consiste fundamentalmente en cromonas y simpaticomiméticos.

El cromoglicato es el medicamento de elección, ya que impide las crisis en un 70 % de los casos si es tomado de veinte a cuarenta minutos antes del ejercicio. Los simpaticomiméticos (Salbutamol, Terbutalina, Fenoterol) también son eficaces para prevenir las crisis de asma al esfuerzo, y tratan el broncoespasmo si este aparece durante o después del esfuerzo. La combinación de estos dos tipos de medicamentos, simpaticomiméticos y cromoglicatos, proporciona una protección particularmente eficaz. En algunos ejercicios puede ser necesario repetir el tratamiento pasado un cierto tiempo para evitar una crisis. Todas las personas con alto riesgo de padecer asma al esfuerzo deberían recibir un tratamiento adecuado antes de las sesiones deportivas.

El nedocromil disódico también es eficaz en la prevención del asma inducido por el esfuerzo, pero el cromoglicato parece tener una acción más prolongada.

Consejos prácticos
Respuestas a sus preguntas

Es importante conocer la actitud que debe adoptarse ante las diferentes situaciones que se pueden presentar, ya que el médico no siempre estará cerca para aconsejarnos. Intentaremos darles algunos consejos sencillos.

¿Qué medicamentos debe llevarse de viaje?
Sus medicamentos habituales y unos pocos más. En caso de agravamiento, no siempre podrán contactar rápidamente con un médico en el país donde se encuentren. Pida consejo a su médico, tratando que le recete lo necesario en función de su caso.

¿Son peligrosos los viajes, en concreto los viajes en avión?
Con los aviones actuales, con una presión interior normal y climatizados, no existe riesgo para el asmático. No hablamos evidentemente aquí de asmas hipóxicas muy graves. En este caso, cualquier viaje es peligroso.

¿La altura es aconsejable o no?
Una gran altitud no es recomendable. Por otra parte, como ya hemos indicado, las estaciones climáticas de altitud se recomiendan en un número elevado de casos. El aire está menos contaminado y los ácaros no se desarrollan en los lugares altos.

¿Cómo escoger el lugar de vacaciones y los deportes a practicar?

Se evitará ir al campo durante el período polínico intenso de plantas alergenas si se es sensible al polen. La altitud (no demasiado elevada) puede ser beneficiosa. Se escogerá antes la natación que la equitación, por motivos evidentes. El golf, el paseo y la escalada son bien soportadas habitualmente. (véase el capítulo «El asmático y el deporte».)

¿Existe compatibilidad entre los medicamentos antiasmáticos y el resto de medicamentos?

Si debe tomar medicamentos para otra enfermedad señale al médico la ingestión de medicamentos antiasmáticos, ya que pueden producirse interferencias. En particular, la teofilina interacciona con diferentes sustancias. Señalen siempre su asma, ya que ciertos medicamentos pueden agravarlo, por ejemplo los betabloqueadores.

¿Qué hacer ante cualquier aumento de la molestia respiratoria?

Cualquier empeoramiento del asma debe ser comunicado al médico. Este debe determinar la causa y reajustar la terapia.

¿Qué hacer en caso de vacuna?

No existen motivos para estar particularmente inquieto, ya que los accidentes son escasos. Prevenga al médico de que usted es asmático o alérgico. (véase el capítulo «Circunstancias particulares».)

¿Qué hacer en caso de anestesia general?

Aquí también deberá prevenir al cirujano y al anestesista, precisando los medicamentos que usted toma y señalando si ha tenido problemas con anestesias anteriores.

Glosario

Ácaro: arácnido de 300 micras aproximadamente que tiene cuatro pares de patas articuladas y vive de 8 a 13 semanas en estado adulto. La hembra pone entre 20 y 30 huevos. Los que se encuentran con más frecuencia entre el polvo de la casa son: *Dermatophagoides pteronyssinus, Dermatophagoides farinae, Euroglyphus maynei.*

Alergeno: antígeno susceptible de provocar una reacción alérgica.

Alergenicidad: agresividad alergológica.

Alergia: estado de hipersensibilidad, marcado por reacciones inmediatas frente a diversas sustancias o partículas. Reactividad anormalmente intensa de una persona ante un antígeno.

Alergia reagínica o hipersensibilidad inmediata: reacción de hipersensibilidad que se traduce en efectos locales o generales que aparecen inmediatemente después del contacto con un antígeno. La interacción entre el alergeno y la IgE fijada por un receptor a la superficie de los basófilos o de los mastocitos se acaba liberando por estos últimos mediadores, que son los responsables de los efectos observados.

Alergia retardada o hipersensibilidad retardada: hipersensibilidad en la que las manifestaciones aparecen pasado un cierto plazo (aproximadamente 24 horas) después del contacto con el antígeno.

Alveolo pulmonar: estructura de base del pulmón. Con un número de 300 millones, representan la parte aérea de la superficie de intercambio entre el aire y la sangre capilar. Esta superficie interna ocupa en el adulto 75 m^2 aproximadamente.

Alveo-capilar (pared): la zona de intercambios respiratorios está constituida por los alveolos y los capilares alveolares. Los capilares forman en el interior de la pared alveolar una red muy apretada, constituyendo una gran superficie de contacto entre los gases intra—alveolares y la sangre. En el adulto, la superficie capilar es casi equivalente a la superficie alveolar, es decir, aproximadamente de 75 m^2.

Anticuerpos: sustancias de estructura globulínica, que aparecen en la sangre o en los tejidos como respuesta a la introducción en el organismo de una sustancia extranjera: el antígeno. Gracias a las células del sistema inmunitario, el anticuerpo es específico del antígeno que ha desencadenado su síntesis, por lo que es capaz de reconerlo y unirse a él.

Antígeno: sustancia que, introducida en el organismo, es reconocida como extranjera y provoca una respuesta inmunitaria caracterizada por la formación de anticuerpos específicos que reaccionan con ella.

Apnea: ausencia de movimientos respiratorios. Puede ser inspiratoria, espiratoria o intermedia.

Asmógeno: sustancia que provoca asma.

Atopía: sensibilidad particular, constitucional o hereditaria de ciertas personas frente a determinados alergenos que provocan reacciones de hipersensibilidad inmediata y que en personas normales no causan ningún efecto.

Basófilo: los basófilos, como los mastocitos, son los glóbulos blancos responsables de la hipersensibilidad inmediata. Los basófilos están en la sangre y los mastocitos en los tejidos. Estas células pueden liberar mediadores químicos, responsables de los síntomas alérgicos cuando se produce la reacción alergeno-anticuerpo.

Bronquio: cada unos de los conductos que siguen a la tráquea y por los que el aire se introduce en los pulmones. La tráquea se divide en dos bronquios troncales, y estos a su vez en bronquios lobulares (tres en la derecha, dos a la izquierda). Estas divisiones se ramifican en el interior del pulmón en bronquios extralobulares y luego bronquios intralobulares o bronquiolos.

Bronquitis crónica: afección caracterizada por tos y una expectoración crónica debido a una hipersegregación de la mucosa bronquial. Se habla de bronquitis crónica cuando estas manifestaciones han sido constatadas durante un período de tres meses consecutivos, dos años seguidos.

Broncoespasmo: contracción espasmódica de los bronquiolos y los bronquios.

Clapping: percusión efectuada sobre la pared torácica por un kinesioterapeuta para desprender las secreciones y favorecer su eliminación.

Dermatophagoides: ver ácaros.

Desensibilización o hiposensibilización: método de tratamiento que consiste en introducir repetidamente en el organismo el alergeno responsable para frenar o detener la reacción alérgica.

Disnea: dificultad en la respiración. Puede corresponder:
— a la presencia de un esfuerzo respiratorio (y por esta razón asociarse al ahogo psicológico de la persona «normal» al realizar un trabajo importante);
— a un trabajo ventilatorio desproporcionado con la ventilación alveolar resultante.
Es conveniente considerar la disnea como síntoma que puede asociarse a múltiples etiologías (pulmonares, bronquiales, cardíacas, hematológicas, psíquicas) y no como afección en sí misma.

Edema: hinchazón patológica del tejido subcutáneo o de otros órganos por infiltración de líquido seroso.

Enfisema: enfermedad correspondiente a una dilatación permanente de los espacios aéreos pulmonares más allá del bronquiolo terminal, con ruptura de paredes alveolares.

Eosinófilo: tipo de glóbulos blancos que se hallan presentes en cantidad mucho mayor a la habitual en las enfermedades alérgicas y en las enfermedades parasitarias.

Gen: elemento del cromosoma que condiciona la transmisión y la manifestación de los caracteres hereditarios.

Hiposensibilización: ver desensibilización.

Histamina: uno de los primeros mediadores conocidos de la alergia. Presente en los basófilos y los mastocitos, la histamina es almacenada en los gránulos y es liberada después de la reacción alergeno-anticuerpo reagínico.

Inmunidad: estado del organismo que, gracias a la producción de anticuerpos y de ciertas células, permite hacer frente a las agresiones extrañas, ofreciendo así una protección.

Inmunoglobulinas E-reagínicas: anticuerpos producidos en cantidad relativamente baja, pero de una importancia biológica considerable ya que son responsables tanto de las reacciones alérgicas como de la defensa contra ciertos parásitos.

Inmunología: parte de la biología y la medicina que estudia los mecanismos de reacción contra todo elemento extraño al organismo: bacterias, virus, antígenos diversos, células tumorales.

Inflamación: originalmente definida por los puntos cardinales (manchas rojas, hinchazón, dolor y calor). Representa la respuesta del organismo a las agresiones por diversos mecanismos, implicando factores neurológicos, vasculares, humorales y celulares.

Linfocito: glóbulo blanco que proporciona la inmunidad específica, celular o humoral. Se distinguen dos categorías, a su vez integradas en múltiples subcategorías. Esquemáticamente, los linfocitos B producen los anticuerpos y los linfocitos T son el soporte de la inmunidad por mediación celular.

Mastocitos: células implicadas en las reacciones de hipersensibilidad inmediata. El interior de los mastocitos contiene numerosas granulaciones en las que se encuentran diferentes mediadores responsables de las reacciones de hipersensibilidad.

Músculos intercostales externos e internos: músculos situados entre las costillas.

Neumoalergenos: alergenos presentes en la atmósfera que pueden provocar reacciones alérgicas cuando son inhalados:
— polen (gramíneas, compuestas, árboles);
— polvo de cereales (trigo, centeno, avena, maíz, cebada);
— harinas de diferentes cereales;
— ácaros *(dermatophagoides pteronyssinus, Dermatophagoides farinae)*;
— neumoalergenos de origen vegetal: granos, capoc, fibras textiles, polvo de madera.

Parasimpático: es uno de los dos sistemas nerviosos neurovegetativos y antagonista del simpático. Disminuye el ritmo cardíaco y acelera los movimientos del tubo digestivo.

Parasimpaticolítico: se dice de las sustancias que ejercen en el organismo efectos equivalentes a los que produce la parálisis del sistema parasimpático (por ejemplo, la atropina).

Plantagináceas: familia de plantas de la que forma parte el llantén.

Plasmocito: glóbulo blanco que representa el resultado de diferenciación del linfocito B. Se trata de una célula con un solo núcleo descentrado y que sintetiza los anticuerpos (inmuno-globulinas).

Pletismografía: técnica que permite medir las variaciones de los volúmenes del tórax durante el ciclo ventilatorio. Para ello, la persona se coloca en el interior del aparato. Las variaciones de los volúmenes corporales medidos únicamente guardan relación con las variaciones del volúmen torácico. Esto recibe el nombre de pletismografía corporal total.

Polen: conjunto de granos microscópicos producidos por las flores de las plantas. Transportado por el viento o los insectos, el polen constituye el vector de fertilización de las plantas.

Polinucleares: glóbulos blancos con núcleo lobulado que pueden capturar, ingerir y digerir partículas. También intervienen en otras reacciones inmunitarias y en la alergia.

Poliposis nasal: enfermedad que corresponde a la formación de pólipos (reacción edematosa del tejido conjuntivo de la mucosa) en la nariz. El pólipo es muy frecuente en los síndromes alérgicos típicos rinosinusitosos, pero algunos pólipos no son de origen alérgico.

Simpaticolítico: se dice de la sustancia que paraliza el sistema simpático.

Simpaticomimético o simpatomimético: se dice de la sustancia cuya acción imita la del sistema nervioso simpático.

Tartracina: colorante amarillo anaranjado utilizado en diferentes zumos de fruta y medicamentos.

Prueba de provocación: prueba que consiste en administrar un alergeno o una sustancia para provocar el síntoma clínico que aqueja al enfermo.

Trofoalergenos: alergenos alimentarios.

VEMS (Volumen Espiratorio Máximo por Segundo): volumen gaseoso que puede ser expulsado durante el primer segundo de una espiración hecha con el máximo de esfuerzo después de una inspiración profunda.

Volumen corriente: volumen gaseoso comprendido entre una inspiración y una espiración normal.

Volumen residual: volumen gaseoso que permanece en los pulmones y las vías aéreas tras una espiración forzada.

VRE (Volumen de Reserva Espiratorio): volumen gaseoso comprendido entre una espiración normal y una espiración forzada.

VRI (Volumen de Reserva Inspiratoria): volumen gaseoso comprendido entre el final de una inspiración normal y el final de un inspiración máxima.

www.ingramcontent.com/pod-product-compliance
Lightning Source LLC
Chambersburg PA
CBHW052131270326
41930CB00012B/2838